Diabète de type 2

Livre de Recettes et Plan D'Action: Régime Pour Diabétique et Prédiabétique Débutant + Recettes Naturelles Pour Guérir et Inverser le Diabète (Livre en Français/Diabetes French Book)

Par *Jennifer Louissa*

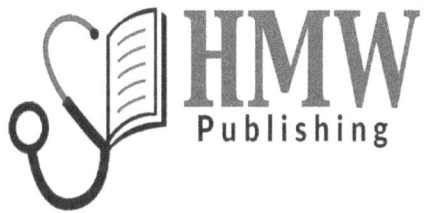

Visitcz d'autres excellents livres visitez :

HMWPublishing.com

Obtenez un autre livre gratuitement

Je tiens à vous remercier d'avoir acheté ce livre, c'est pourquoi, je vous offre un autre livre (tout aussi long et utile que ce livre), « Erreurs de santé et de remise en forme : Vous en faites sans le savoir », totalement gratuitement.

Visitez le lien ci-dessous pour vous inscrire et le recevoir :

www.hmwpublishing.com/gift

Dans ce livre, je mets en évidence les erreurs de santé et de remise en forme les plus courantes, que probablement vous commettez en ce moment même, et je vais vous révéler comment vous pouvez facilement obtenir une meilleure forme dans votre vie !

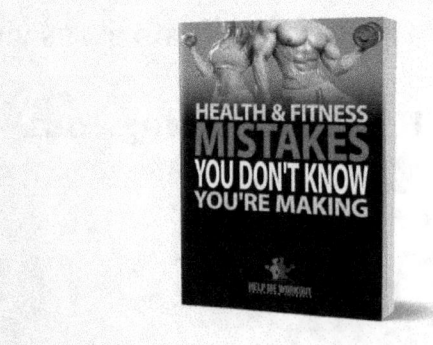

En plus de ce cadeau utile, vous aurez aussi l'occasion d'obtenir nos nouveaux livres gratuitement, de concourir pour des cadeaux, et de recevoir d'autres e-mails utiles de ma part. Encore une fois, visitez le lien pour vous inscrire : www.hmwpublishing.com/gift

Table des matières

Introduction 9

Chapitre 1 : La vérité sur le diabète 14

Ce qu'est le diabète et ce qu'il n'est pas......................14

Êtes-vous à risque ? Consultez cette liste ! 16

Facteurs de risque de diabète sucré de type 1.............19

Facteurs de risque de diabète de type 2......................22

Mise en évidence des faits pour éliminer les mythes..26

Inverser le prédiabète avec la nutrition. C'est possible ? 45

Je viens de découvrir que j'ai du diabète. Que dois-je faire ? 50

Chapitre 2 : Vivre avec le diabète 60

L'ABC du diabétique..60

A1C 60

Tension artérielle...62

Cholestérol 65

Adopter la bonne nutrition...69

L'indice glycémique 77

Qu'en est-il de l'alcool ? 80

N'oubliez pas les soins quotidiens..............................84

Quel est le bon traitement pour vous 88

Régime alimentaire + exercice 89

Médicaments par voie orale 90

Injectables 91

Insuline 92

La chirurgie bariatrique 93

Chapitre 3 : Création d'un plan d'action de changement de vie 95

Connaître vos objectifs de traitement 95

Identifier les étapes à suivre 96

Suivi de vos progrès 99

Chapitre 4 : Le régime de guérison 102

7 Recettes de smoothies 102

Smoothie de framboises au beurre d'arachide 102

Smoothie aux fraises, chou frisé et gingembre 104

Smoothie aux amandes et aux baies 106

Smoothie épicé au fromage cottage et aux framboises 108

Smoothie fraise-banane aux graines de lin 110

Smoothie à la pomme verte et aux épinards 111

Smoothie mures et noix 113

Smoothies verts 114

Smoothie vert contre le diabétique 114

Smoothie délicieux aux pommes de terre douces 115

Smoothie délice de baies 116

Smoothie vert, vert et, vert 117

Smoothie de baies aux noix 118

Smoothie gourmand aux flocons d'avoine 120

7 Recettes de poulet idéales au déjeuner et au dîner .. 121

Pilons de poulet au parmesan : Sans culpabilité 121

Salade au poulet style Buffalo : Un soupçon d'épices pour chatouiller vos papilles 123

Poulet de Louisiane : Le compagnon ultime de vos repas 125

Ailes de poulet à la thaïlandaise : pour vos envies exotiques 127

Macaronis Poulet et fromage : Spécial diabétique et super délicieux 129

Ailes de Poulet aux cinq épices : Bonnes à s'en lécher les doigts 132

Poulet balsamique à la moutarde de Dijon, l'ultime poulet grillé 134

7 Recettes de porc idéales pour le déjeuner et le dîner 136

Porc rapide de Diane : Un plat délectable en moins de 30 minutes 136

Côtelettes de porc à la méditerranéenne : un plat à 5 ingrédients que Vous ne voudriez pas louper 138

Côtelettes de porc épicées : plat parfait pour les aventureux 141

Porc tendre en sauce aux champignons : Le plat parfait pour toutes les occasions 143

Porc à la sauce tomate italienne : un plat parfait pour la famille 145

Filet de Porc à la canneberge : Doux et acidulé, parfait pour le ventre 148

Côtelettes de porc : Plat facile et délicieux.................150

7 Recettes de bœuf idéales pour le déjeuner et le dîner 152

Bœuf et brocoli : Un Classique 152

Burgers de feta grecque : Qui a dit que vous ne pouviez pas vous laissez tenter par un hamburger ? 155

Salade de bifteck grillé : Une recette qui vous rendra heureux 157

Super Nachos : Le plat parfait à partager 160

Boulettes de viande et Lasagne : Faites-vous plaisir ..163

Brochettes de bœuf : grillé, Savoureux et délicieux 167

Ragoût de bœuf aux légumes : Un classique de la cuisine française 171

Conclusion...173
Un dernier mot 175
À propos du co-auteur 177

INTRODUCTION

Il faut être honnête. Le diabète s'apparente à de longues luttes. Et la première de ces luttes est de réaliser que vous vous trouvez dans la phase prédiabétique. Ce n'est jamais facile. Plus vous pensez à la maladie, plus vous êtes inondés de « et si ».

Une réalité que les personnes vivant avec le diabète doivent assimiler est de savoir comment composer avec la maladie sur une base quotidienne. Que dois-je faire ? Qu'est-ce que je ne dois surtout pas faire ? Qu'est-ce qu'il faut manger ? Comment ne pas souffrir ? Etc... la liste des questions peut être longue. Cela peut être assez fatigant à un moment donné, surtout lorsque vous êtes complètement perdus dans le développement de la maladie.

Cependant, une chose est certaine – Il faut apprendre à développer une détermination tout au long du processus. Oui, vous devez tenir bon et y faire face. Vous devez surmonter votre peur de la maladie pour être en mesure de la gérer.

Plus important encore, il vous faut un plan d'action.

En d'autres termes, vous avez besoin de cette arme pour détruire ce qui pourrait vous détruire de l'intérieur. Oui, un plan d'action qui implique vos micro-objectifs. Votre but ultime est d'inverser votre étape de prédiabète. Vos micro-objectifs, d'autre part, devront vous diriger sur la meilleure façon de trouver un équilibre entre votre nourriture, les activités physiques et des médicaments pour lutter contre les répercussions de cette condition.

Gardez à l'esprit que le diabète est une maladie à vie. Lorsque vous ne parvenez pas à inverser la phase prédiabétique, vous vous retrouvez aux prises avec un plus grand monstre. Aimez-vous plus, et ce livre vous aidera et vous guidera au mieux sur la façon dont vous pourrez le combattre correctement. Avec un plan d'action en main, vous serez en mesure de prendre en charge votre vie.

Merci encore d'avoir acheté ce livre, je vous souhaite une bonne lecture !

Aussi, avant de commencer, je vous recommande de vous joindre à notre bulletin électronique pour recevoir les mises à jour sur les nouvelles versions de nos livres ou les promotions à venir. Vous pouvez vous y inscrire gratuitement, et en prime, vous recevrez un cadeau gratuit : Notre livre « Erreurs de Santé et de Remise en forme, vous en faites sans le savoir » ! Ce livre a été écrit afin de démystifier, d'exposer le faire et ne pas faire et enfin de vous donner les informations dont vous avez besoin pour obtenir la meilleure forme de votre vie. En raison de la quantité énorme de mésinformation et de mensonges proférés par les magazines et les auto-proclamés « gourous », il devient de plus en plus difficile d'obtenir des informations fiables pour être en forme. Plutôt que d'avoir à passer par des dizaines de sources biaisées, peu fiables voir non fiables pour obtenir vos informations de santé et de remise en forme. Tout ce dont vous avez besoin pour vous aider a été indiqué dans ce livre afin de vous aider facilement à suivre, à obtenir immédiatement des résultats et à atteindre vos objectifs de fitness souhaités dans le plus court laps de temps.

Encore une fois, joignez-vous à notre bulletin électronique gratuit et recevez une copie gratuite de ce livre utile, s'il vous plaît visitez maintenant le lien d'inscription suivant :

www.hmwpublishing.com/gift

Chapitre 1 : La vérité sur le diabète

Ce qu'est le diabète et ce qu'il n'est pas

Qu'est-ce que le diabète ? C'est probablement la première question qui a traversé votre esprit lorsque votre médecin vous a annoncé que vous étiez dans la phase « prédiabétique ». Vous avez probablement entendu parler plusieurs fois de cette maladie, mais vous en ignorez peut-être comment elle se développe, ou tout simplement ce qu'elle signifie.

Lorsque nous mangeons, la nourriture est traitée et se transforme en glucose (sucre). Notre corps utilise alors le glucose comme source d'énergie. Notre pancréas, d'autre part, produit de l'insuline qui permet au glucose d'entrer dans les cellules du corps.

Lorsque vous êtes diagnostiqué diabétique ou au stade prédiabétique, cela peut signifier deux possibilités : Soit votre corps ne produit pas suffisamment d'insuline, soit votre corps est incapable d'utiliser l'insuline correctement. Quand cela se produit, le glucose augmente alors dans le sang, c'est ainsi que vous développez le diabète.

Le diabète, par définition, signifie que votre taux de sucre dans le sang devient trop élevé. Bien que le sang doive contenir du sucre pour fournir plus d'énergie, à forte dose, il peut nuire à votre santé globale. Plus précisément, il peut endommager plusieurs organes de votre corps, y compris les reins, le cœur, les yeux et les nerfs. Le mot en lui-même se rapporte à la maladie chronique qui implique des hauts niveaux de sucre et de sucré, ce qui explique pourquoi le mot le plus souvent associé au diabète est "sucré". A de rares occasions, le terme latin mellitus peut aussi être utilisé.

Le mot Mellitus, signifie littéralement sucrer, ou à base de miel - quelque chose rappelant la douceur du sucre. La maladie est officiellement appelée diabète sucré, mais très souvent, le monde médical supprime le mot sucré parce que tout le monde sait à quoi se réfère le mot diabète. Pour dissiper toute confusion possible, le diabète et le diabète sucré sont les mêmes maladies.

ÊTES-VOUS À RISQUE ? CONSULTEZ CETTE LISTE !

Avant de discuter des facteurs de risque, nous allons faire un aperçu rapide des deux types de diabète pour mieux comprendre qu'elles personnes sont les plus sujettes à cette maladie.

Dans l'ensemble, il existe deux types de diabète, à savoir : le type 1 et le type 2. Un autre type est dénommé diabète gestationnel, il se développe pendant la grossesse. Environ 1 personne sur 10 atteinte de diabète, serait de type 1 et serait plus fréquent chez les enfants ou les jeunes adultes. Les personnes atteintes de diabète de type 1 ont tendance à devenir dépendants aux injection d'insuline leur pancréas pouvant ne produire que très peu d'insuline, voire pas du tout.

La principale raison de ce phénomène est encore inconnue, et plusieurs types de recherche sont en cours. Ces recherches ont pour but de comprendre ce qui incite le corps à attaquer les cellules bêta du pancréas et cesser de produire de l'insuline. Environ 90% des personnes atteintes de diabète souffrent de type 2. Dans cette configuration, le pancréas produit de l'insuline, mais le corps ne peut pas utiliser l'hormone correctement. Les personnes atteintes de diabète de type 2, le découvrent généralement après l'âge de 30 ans.

Les gens qui sont susceptibles de développer le diabète sont ceux avec les conditions suivantes :

- Des antécédents familiaux de diabète
- Un antécédant de diabète gestationnel
- En surpoids ou obèses

Voyons de plus près les différents facteurs de risque et ce que chacun d'eux signifient pour les différents types de diabète. Ces derniers sont à prendre en considération pour la liste d'auto-évaluation.

FACTEURS DE RISQUE DE DIABÈTE SUCRÉ DE TYPE 1

Alors que la principale cause de ce trouble n'a pas encore été identifiée, les facteurs qui augmentent l'une des chances de développer ont été définis. Ceux-ci comprennent les éléments suivants :

Antécédents familiaux

Cela signifie que vous avez une chance de développer le diabète si vos parents, frères ou sœurs l'ont.

Facteur alimentaire et les habitudes alimentaires

Votre choix d'alimentation joue un rôle crucial dans un développement possible du diabète. Par ailleurs, d'autres facteurs de risque incluent la consommation minimale de vitamine D, l'apport précoce de formules au lait de vache, ainsi que la consommation de céréales avant l'âge de quatre mois.

Facteurs environnementaux

L'exposition d'une personne à des maladies virales spécifiques peut également déclencher le développement de cette maladie métabolique. La présence d'auto-anticorps dans votre système. Ceci est également appelé système immunitaire autodestructeurs.

Facteurs environnementaux

L'exposition d'une personne à des maladies virales spécifiques peut également déclencher le développement de cette maladie métabolique. La présence d'auto-anticorps dans votre système. Ceci est également appelé système immunitaire autodestructeur.

Facteurs géographiques

Il a été constaté que les gens de certains pays sont plus à risque de développer le diabète de type 1. Notamment en Suède et en Finlande.

FACTEURS DE RISQUE DE DIABÈTE DE TYPE 2

Poids

Autrement dit, plus vous avez d'épais tissus gras à l'intérieur de votre corps, plus vous serez insulinodépendant.

Hérédité

Comme pour le type 1, vous êtes susceptible de développer le diabète si au moins un des membres de votre famille immédiate a le diabète.

Mode de vie sédentaire

En d'autres mots, être inactif... Etre physiquement inactif, vous rend encore plus sujet au diabète. Et pour cause, une activité physique incite votre corps à utiliser le glucose comme source d'énergie.

Âge

L'âge peut aussi jouer un facteur dans le développement du diabète. Plus vous vieillissez, plus vous êtes exposés aux risques de développer cette maladie. Les raisons peuvent inclure un changement de votre mode de vie où, vous avez tendance à faire moins d'exercice et de gagner du poids en conséquence.

Ethnie

L'un des plus grands mystères du diabète qui tend à se développer plus souvent chez certaines ethnies. Parmi les plus concernés, on retrouve les américains d'origine asiatique, les hispaniques, les afro-américains et les hispaniques.

L'Hypertension ou pression artérielle élevée

Avoir une pression artérielle au-dessus de 140/80 millimètres de mercure est également associée aux risques de développer le diabète.

Syndrome de Stein-Leventhal (ou ovaires polykystiques)

Ceci est une condition commune qu'ont les femmes ayant des menstruations irrégulières, de l'obésité et une croissance excessive de cheveux. Celles qui sont dans cette condition sont également exposés à un risque plus élevé de développer un diabète.

Des taux anormaux de triglycérides et de cholestérol

Si vous avez un haut niveau de 'mauvais' cholestérol et de triglycérides, vous êtes à risque de développer le diabète. Cela signifie aussi que votre 'bon' cholestérol ou HDL est à un faible niveau.

Diabète gestationnel

Les femmes qui ont eu un diabète gestationnel pendant la grossesse sont également à risque de développer le type 2 plus tard dans leur vie. De plus, si vous avez donné naissance à des bébés relativement lourds (soit environ 4 kg ou plus), vous êtes également à risque.

Mise en évidence des faits pour éliminer les mythes

1. Garder le diabète sous contrôle est aussi simple que 1, 2, 3

Pour rappel, le diabète ne doit pas être pris à la légère. Tout comme les maladies cardiovasculaires qui viennent à vous comme un tueur silencieux et vous frappe sans avertissement, le diabète est connu pour avancer en rampant vers sa proie. Et ne pensez pas que le pire est passé après avoir été diagnostiqué comme diabétique. Le pire est sur le point de commencer parce qu'en être conscient ne l'empêchera pas de vous attaquer à nouveau par surprise. Donc, non, il n'est jamais facile de garder le diabète sous contrôle.

2. Avoir le diabète signifie que vous devrez avoir des injections d'insuline

Cela dépend. Si vous êtes diagnostiqué avec le diabète de type 1, eh bien, malheureusement, il n'y a pas d'autre choix pour vous que d'avoir des injections d'insuline, car c'est absolument vital. Cependant, si vous avez le diabète de type 2, des injections ne sont pas nécessaires à chaque fois. Si votre diabète peut être contrôlé avec d'autres médicaments, principalement à prendre par voie orale, alors il n'y a pas besoin de vous injecter de l'insuline. Mais, sinon, il va falloir opter pour la méthode d'injection.

3. Le sucre est le principal coupable

Bien que le sucre soit souvent CONCERNÉ lorsqu'une personne est diagnostiquée comme diabétique, cela ne signifie pas pour autant, qu'il en est toujours la cause. Parfois, il est juste un facteur contributif. En vérité, notre corps a aussi besoin de sucre. Non seulement cela nous aide à stocker de l'énergie, ce qui est justement une des fonctions qui se détériore quand une personne souffre de diabète, mais c'est aussi une partie essentielle de notre ADN ou de l'acide désoxyribonucléique - la matière première qui porte toute notre information génétique.

En outre, les régimes impliquant du sucre dépendent également du poids de la personne qui le consomme. Donc, si votre alimentation est assez élevée en sucre, mais que vous pouvez maintenir votre poids moyen et les niveaux d'insuline, vous n'aurez pas de diabète. Contrairement à ce que de nombreuses personnes pensent, ce qui est « élevé », est en fait ce dont votre corps a besoin. Cependant, si vous êtes de forte corpulence avec des antécédents familiaux de diabète, ce qui est également un facteur important dans le diagnostic de la maladie, et que votre taux de sucre dans le sang est au-delà raisonnable, alors vous devriez être un peu plus prudent avec votre consommation de sucre.

Amoureux du sucre, réjouissez-vous donc ! Vous pourrez toujours profiter des bonbons et autres saveurs sucrées. Assurez-vous seulement de ne pas trop en abuser. Veillez toujours à ce que vos proportions de sucre soient adaptés à vos repas et votre alimentation en général.

4. L'excès de poids d'un patient le rend automatiquement atteint du diabète type 2

Pas exactement. Permettez-moi de faire le tri pour vous. L'excès de poids est un facteur de risque important pour le développement du diabète de type 2, oui. Cependant, il est juste un facteur de risque, et il ne garantit pas que vous êtes, en effet, souffrant de diabète.

5. Les personnes obèses ou corpulentes sont les seules qui ont du diabète

C'est absolument faux. Il est courant que des personnes minces développent du diabète si elles sont incapables de contrôler leur niveau de sucre dans le sang. Les choses s'aggravent surtout si elles ont des antécédents familiaux de diabète ou s'il commence à se manifester en vieillissant, à cause de l'âge. Donc non. Tout simplement, ce n'est pas parce que vous êtes corpulent que cela signifie pour autant que vous avez le diabète et être mince ne signifie pas non plus que vous n'aurez pas le diabète. Le diabète est bien au-delà du poids.

6. Le diabète est incurable

C'est ce que certains médecins pouvaient dire à une époque, mais ce n'est pas tout à fait exact. Le diabète est incurable uniquement si vous ne prévoyez pas de changer votre style de vie et d'alimentation. Toutefois, si vous êtes prêt à faire ce qu'il faut pour vivre plus longtemps et profiter de la vie avec vos proches, alors oui le diabète est une maladie curable. C'est seulement une question de discipline, de priorités, d'alimentation et de mode de vie. Il est vrai que c'est plus facile à dire qu'à faire, mais vous devez bien commencer quelque part, non ?

7. Le diabète n'est pas grave

D'accord, nous avons réglé le fait que le diabète est une maladie curable, mais cela ne signifie pas qu'il n'est pas grave. Le diabète est une maladie chronique, et si elle n'est pas correctement gérée ou laissé sans surveillance, elle empire au fil du temps.

Maintenant, avant de passer à la partie où je souligne la gravité du diabète comme une maladie, laissez-moi vous expliquer le mot chronique pour vous donner une idée générale de l'urgence en matière de maladies chroniques.

- Chronique - nous entendons ce mot tellement souvent de nos médecins que nous avons appris à l'ignorer, ainsi que le message qu'il essaie de nous transmettre. Pour quelqu'un qui a une vague idée sur cette terminologie, il peut penser simplement que ce qui est chronique se réfère à une condition qui a été en cours depuis un certain temps. Cette définition est exacte, bien que partiellement.

La maladie chronique se rapporte à la nature de la maladie en cours depuis un certain temps de manière très persistante. Elle provoque des effets à long terme qui peuvent mener à des complications difficiles à s'en débarrasser.

Cela étant dit, revenons maintenant à la question principale – le Diabète. Mis à part le fait qu'il est chronique, le diabète, dans des stades avancés, entraîne dans son sillage une myriade de complications telles que les maladies rénales, les maladies cardio-vasculaires aussi connues sous le nom de maladies cardiaques et d'autres combinaisons de maladies que vous ne voudriez pas vous savoir pour le moment.

De grâce, si vous ne voulez pas rendre plus un diabète encore plus compliqué qu'il ne l'est déjà, ne le prenez pas à la légère et d'agissez dès que possible.

8. Les personnes atteintes de diabète n'ont pas d'insuline dans leur corps

Ceci est une théorie sans fondement. Le diabète a deux types, chacun avec des caractéristiques propres.

Le diabète de type 1 -

- Incapable de produire de l'insuline en raison du système immunitaire qui attaque de façon incorrecte les cellules bêta du pancréas responsables de la production d'insuline.
- Habituellement, un diagnostic pendant que le patient est dans son enfance.
- N'a pas souvent quelque chose à voir avec l'excès de poids.
- Requiert toujours des injections d'insuline pour contrôler la maladie.
- Donne souvent des niveaux normaux de cétone dans un diagnostic.

Avant de passer à l'autre type de diabète, prenons le temps d'expliquer ce que sont les cétones.

- Les corps cétoniques sont des molécules qui sont produites par le foie quand une personne ne mange pas correctement (régime riche en sucre, restriction excessive de glucides, une mauvaise alimentation conduisant à la famine), lorsque vous faites un exercice qui est trop intense pendant de longues périodes de temps, et quand on souffre d'une carence en insuline ou de diabète de type 1. Les cétones sont produitent quand votre corps brûle les graisses qui vous nourrissent.

Qu'est-ce que cela à voir avec le diabète ?

Étant donné que le corps d'un diabétique ne produit pas l'insuline qui aide à convertir le sucre en énergie, le glucose ou le sucre qui n'est pas converti entre dans votre circulation sanguine. Ainsi, au lieu de rejoindre les cellules, le glucose reste dans le sang recouvrant vos cellules sanguines et les couches intérieures de vos artères également dans le processus.

Les conséquences :

- Votre sang devient sucré et plus épais (Ceci est la raison pour laquelle dans les cas les plus avancés de diabète, vous pourriez voir certains patients littéralement entourés par des fourmis).
- Vos artères deviennent plus étroites, ou pire, bouchées
- Sang épais + artères étroites = pression artérielle élevée OU
- Sang épais + artères obstruées = athérosclérose (les artères deviennent obstruées en raison du colmatage formé par le sang épais), OU un anévrisme (artères de sang rompues, n'étant pas

en mesure de passer à travers à cause de l'obstruction) ou une attaque cérébrale.

Une équation horrible, mais c'est hélas la triste vérité, et l'explication est loin d'être faite.

Pour en revenir au sujet, nos cellules ont besoin de choses à brûler. Mais, en l'absence de glucose (puisque le glucose est occupé à ne rien faire tout en restant dans la circulation sanguine où il n'est pas censé être), la meilleure chose que nos cellules choisissent de brûler sont les graisses. Ainsi, des cétones ou des acides sont produits.

Et alors ?

Eh bien, le corps passe par l'acidocétose. L'acidocétose est quand votre corps produit trop d'acide, ce qui perturbe le pH naturel du corps.

Qu'est-ce que le pH ?

Le pH est l'unité de mesure d'alcalinité et de l'acidité dans le corps. Le niveau du pH moyen du corps doit rester entre les degrés de 7,30 à 7,45, ce qui signifie un peu alcalin. En dessous du niveau 7.30 cela indique que votre corps est acide ou qu'il est en cours d'acidocétose. Tout ce qui dépasse 7,45 niveau signifie que votre corps est trop alcalin.

Si un corps qui fait de l'acidocétose et n'est pas traité immédiatement, cela conduit à un coma diabétique pour cause de sucre dans le sang trop élevé (hyperglycémie) ou trop faible (hypoglycémie). Cet état pousse le corps et le sucre dans le sang à l'extrême et si ce n'est pas immédiatement traité, cela peut entraîner la mort.

Le diabète de type 2 -

- Produit de l'insuline dans le corps, cependant le corps a développé une résistance à l'insuline ce qui la rend inutile.

- Les gens d'âge moyen sont ceux qui souvent diagnostiqués avec la maladie.

- Être en surpoids joue un rôle important dans cette maladie.

- Suppose des niveaux élevés de cholestérol et de tension artérielle

- Dans certains cas, peut être contrôlé avec des médicaments par voie orale

- Peut être traité de prime abord par un changement de mode de vie et d'alimentation

9. Un diagnostic de diabète est un appel vers la dialyse

Les maladies rénales ou les insuffisances rénales sont une complication du diabète non contrôlé. Ce qui signifie, que si vous prenez bien soin de vous-même après avoir été diagnostiqué diabétique, vous vous devez de surveiller ce qui doit être contrôlé, de sorte à vous éviter d'avoir à gérer des complications au-delà du diabète.

10. L'insuline prend soin de tout

Ce n'est pas vrai. La prise d'insuline, dans le cas du diabète de type 2, fait en sorte que vous ayez la bonne quantité d'énergie convertie du sucre et utilisé de manière adéquate. Cela signifie que votre alimentation doit coopérer avec votre prise d'insuline pour vous assurer que votre corps ne se bourre pas d'insuline et de sucre utilisé qui pourrait finalement se mélanger dans le sang, ce qui le rendrait plus épais, conduisant à un diabète avancé et même à des maladies cardiaques. Si vous ne changez pas votre alimentation et votre mode de vie, alors ne soyez pas surpris que votre diabète s'aggrave plus vite que vous ne pouvez l'imaginer.

11. Le diabète de type 1 est pire que le diabète de type 2

Être diagnostiqué avec l'un des deux est assez mauvais. Si vous ne vous activez pas à garder ce diabète sous contrôle, que ce soit de type 1 ou 2, cela finira comme le tueur silencieux qu'il est- rapide et sans remords.

12. L'insuline provoque la cécité

C'est incorrect. Le diabète, s'il n'est pas contrôlé, provoque la cécité. L'ignorance est une complication du diabète dans son stade avancé, tout comme l'insuffisance rénale et les maladies cardiaques. Si la cécité est survenue parce qu'une personne a utilisé l'insuline, il est très probable que le diabète de cette personne ai été ignorée pendant un temps assez long.

13. Le diabète est un trouble du pancréas

Le diabète n'est pas un trouble du pancréas. Cela dépend du type de diabète que vous avez, mais si vous avez le diabète de type 1, alors il s'agit dès lors d'une maladie auto-immune.

Tout d'abord, un trouble du pancréas ou une "pancréatite" est une inflammation du pancréas. Tout terme médical qui a comme suffixe « -ite » concerne une inflammation.

Dans le cas du diabète, le pancréas a longtemps été enflammé et est trop grave pour être même considéré comme un simple trouble du pancréas. Le fait est, que le trouble du pancréas conduit au diabète non traité. Pensez comme ceci : inflammation aiguë du pancréas (aiguë, ce qui signifie à court terme et une apparition brutale de la maladie) est la graine, l'inflammation chronique du pancréas est le semis, et qu'un gigantesque arbre monstrueux c'est le diabète.

Comment ? Comme je l'ai mentionné il y a quelque temps, dans le diabète de type 1, le système immunitaire réagit correctement en attaquant le pancréas conduisant à l'incapacité de notre corps à produire de l'insuline. En ce qui concerne le diabète de type 2, il est considéré comme un trouble métabolique, mais la recherche est effectuée parce que le monde médical examine la possibilité sous tous les angles de maladie auto-immune

INVERSER LE PRÉDIABÈTE AVEC LA NUTRITION. C'EST POSSIBLE ?

Pour faire bref, oui c'est possible. Le plus tôt vous en apprenez davantage sur votre état, le mieux ce sera. Pour inverser le prédiabète, vous devez maintenir un régime sur mesure et apte avec l'aide de votre médecin. Ci-dessous une ligne directrice générale pour inverser le prédiabète.

1. **Prenez-le au sérieux.**

Le prédiabète est juste à quelques encablures du vrai diabète, et si vous ne le traitez pas correctement cette fois-ci, il y a de fortes chances qu'un plus gros problème avec le diabète survienne. N'attendez pas que cela se produise et soyez aussi précautionneux que possible. Cela peut-être un peu déroutant de changer de style de vie, mais cela vaut mieux que de tomber malade, non ?

2. **Surveillez votre glycémie au moins 2 à 3 fois par semaine.**

Les patients prédiabétiques ne devraient pas se cantonner à des tests A1C. Vous devez également vous assurer de connaitre votre taux de sucre dans le sang chaque semaine. Ceci dans le but de vous aider à déterminer si votre alimentation actuelle aide ou non. Personnalisez votre alimentation avec votre médecin dès que vous le pouvez, pour inverser facilement le prédiabète.

3. **Regardez ce que vous mangez.**

Vous pouvez vous permettre de faire un ou deux écarts par semaine si vous êtes dans un état de prédiabète, mais vous devez être vigilants et disciplinés pour le reste de la semaine. Garder son corps en bonne santé peut contribuer à inverser le prédiabète. Vous n'avez pas besoin d'être tonique et musclé. Vous devez simplement garder le poids idéal de votre type de corps, d'âge et de sexe. Faire cela peut aussi vous aider à réduire votre consommation de médicaments si votre médecin vous en prescrit déjà certains.

Optez pour du poisson et évitez le sucre autant que vous le pouvez, en particulier ceux traités. Le sucre non seulement peut vous causer le diabète, mais il créé aussi une certaine léthargie. Le sucre a aussi des effets sur votre peau, en la rendant plus vieille. Votre corps vous remerciera pour ces excellents petits gestes que vous faites au quotidien.

1. **Exercices**

Le manque d'exercice conduira à un gain de poids à long terme, et avec ce gain de poids, la lutte pour renverser le prédiabète sera plus compliquée. Le gain de poids accélère la possibilité pour vous d'avoir du diabète, alors assurez-vous de faire au moins un minimum de 15 minutes d'exercices par jour pour lutter contre cette possibilité.

L'exercice peut sembler être une corvée pour vous, et beaucoup de personnes atteintes de diabète de type 2 ont juré d'en faire. Une journée d'activité offre tellement d'avantages que vous devriez sauter sur l'occasion pour en faire lorsque vous n'êtes pas occupé. Votre exercice n'a pas besoin d'être ardu pour pouvoir profiter de ses avantages. Ce qui importe, c'est de l'inclure dans votre routine et la suivre religieusement.

Je connais deux personnes personnellement, celui qui ne jure que par la marche rapide pendant 30 à 45 minutes chaque jour et l'autre qui ne jure que par le tennis de table pendant une heure deux fois par semaine. Ces deux personnes avaient été diagnostiquées comme prédiabétiques et sont maintenant loin d'être diabétiques. Elles ont également la chance de ne pas être submergées par les médicaments pour prédiabétiques également.

2. Informez votre médecin de tout changement que vous remarquez sur votre corps

Quelque chose d'étrange qui arrive à votre corps doit être signalé à votre médecin. Des taches noires ou sombres se développent sur les zones que vous venez grattées, vous uriner fréquemment, des blessures qui sont encore fraiches et sont infectées, même après deux semaines, ce sont les signes d'une personne atteinte de diabète, et vous devez vous assurer que votre médecin le sache si jamais quelque chose devait arriver. Ceci dans le but de vous aider à ajuster votre alimentation et vous prescrire les médicaments appropriés en cas de besoin.

Je viens de découvrir que j'ai du diabète. Que dois-je faire ?

1. Ne paniquez pas.

Je comprends que ce n'est pas une annonce facile, étant donné que vous venez de découvrir que votre vie est en danger. Cependant, vous devez garder votre calme. Ne pensez même pas à vous apitoyer sur votre sort. Cela ne va pas vous aider en quelques façons que ce soit. Gardez votre sang-froid, pleurer ou partagez vos sentiments et vos craintes à un être cher, et lentement mais surement, ressaisissez-vous. Vous aurez besoin d'un esprit concentré et déterminé.

2. La couverture du régime de santé.

Pendant que votre esprit effrayé pense à beaucoup de choses, vous aurez besoin, de réfléchir sur les dépenses imprévues de votre état de santé. Vous rappelez qu'il y a une chose qui doit être examinée en premier : Votre couverture santé. Pour savoir si elle couvre ou non votre état. Et, si elle est incluse, quels en sont les détails ? Est-ce qu'elle couvre des médicaments ou des spécialistes ? Quelles en sont les restrictions ? Sinon, savoir ce qui doit être fait. De cette façon, vous n'aurez pas continuellement à vous soucier de tout ce qui a à voir avec votre traitement du diabète. Votre plan de santé sera en mesure de vous fournir plus de temps sans inquiétudes et vous profiterez d'autres choses en dépit de votre nouvelle condition.

3. **Régime**

Avant de vous inscrire dans toute médication, n'hésitez pas à consulter à votre médecin et demandez s'il est toujours possible d'inverser le sens en changeant votre alimentation. Si oui, savoir quel type de plans de régime peut vous convenir ou mieux encore, ils pourraient être en mesure de vous indiquer et de vous diriger vers une bonne diététicienne du diabète qui connaît les détails de la maladie elle-même. De cette façon, vous pourrez adapter votre plan d'alimentation de la meilleure des façons.

Si votre état de santé est au-delà de tout type d'alimentation, vous pouvez commencer à envisager des médicaments. Ne pas oublier de demander ce que chaque médicament implique pour vous et votre santé.

4. **Exercice**

Ce n'est pas parce que vous avez découvert que vous êtes malade, que vous devez rester dans votre chambre et déprimer, ou soudainement faire des changements importants dans votre style de vie. Prenez les choses de façon reposée. Bien sûr, je ne vais pas vous demander de prendre une pause et de respirer le parfum des fleurs, mais ne vous accablez pas. Pensez à ajouter l'exercice à votre routine quotidienne parce que vous ne pouvez pas rester inactif si c'est ce que vous étiez avant d'être diagnostiqué. L'inactivité ne fera qu'augmenter votre risque de développer un diabète avancé.

Faites ce que vous aimez le mieux. Si vous cela vous parle, pensez à de l'aérobie, des assouplissements ou des exercices de résistance. Sinon, n'hésitez pas à profiter de la danse tels que la Zumba, la natation, la marche rapide, le yoga, ou même les arts martiaux. L'exercice n'a pas besoin d'être ennuyeux ou trop officieux. Amusez-vous et intégrez ces exercices dans votre routine quotidienne.

5. **Socialisez-vous**

Comme je l'ai dit plus tôt, il est important de ne pas vous laisser envahir par les émotions négatives. La situation est déjà assez négative en soi, avec toutes les choses tristes et effrayantes que votre esprit crée au hasard. Mais à l'image de votre corps, il faudra également travailler votre mental. Il faudra apprendre à penser différemment. Vous devez apprendre ou réapprendre à vivre en étant heureux. Communiquez avec les êtres chers, communiquez avec ceux qui ont le diabète aussi. Trouvez et rejoignez un groupe de diabétiques si vous pensez que vous en avez besoin, mais jamais, au grand jamais, ne laissez la négativité prendre le dessus.

Se sentir triste pendant un certain temps ou même pleurer est une chose normale. Mais il ne faut pas se laisser aller pendant plusieurs jours. Ce n'est pas une façon de vivre. Partagez des idées, des conseils, et des astuces avec votre communauté diabétique, il y en a toujours. Cela vous permettra de combattre le diabète de manière plus efficace.

6. Fournitures

Après avoir recueilli des informations utiles de la part de votre communauté diabétique de vos amis ou de vos proches, vous pouvez commencer à faire quelques emplettes. Bien sûr, dans une bataille comme celle-ci, il est indispensable de ne pas se présenter désarmé. Vous devez donc vous armer avec ce qui vous sera vraiment néccssairc pour votre traitement.

Les indispensables pour une personne diabétique sont l'indicateur de glycémie, l'auto piqueur et les bandelettes de test. Vous ne pouvez pas faire sans eux. Les médicaments et autres méthodes dépendent du type de traitement que vous et votre médecin aurez discuté au préalable. Assurez-vous d'avoir effectué votre consultation avant d'acheter vos fournitures.

7. **Pendant que vous y êtes, informez-vous.**

Vous pouvez passer un peu de temps à trouver plus d'informations sur votre état de santé. Il y a beaucoup d'informations à ce sujet partout sur internet, il y a aussi des livres et même des programmes qui peuvent vous aider à vous informer. Il ne faut nullement rester dans un coin sombre. Découvrez tout ce que vous pouvez sur le diabète. Le traiter comme un ennemi, savoir ce qu'il est, et de découvrir sa faiblesse. Ces informations s'avéreront fort utiles dans votre vie de tous les jours.

8. **Programme**

Si vous n'êtes pas du genre assidu, vous aurez sérieusement besoin de confectionner un programme que vous devrez suivre tous les jours. Une chose sur le diabète est qu'il doit être pris en charge de façon routinière. Brisez cette routine, et vous pourriez vous retrouver à demander à quel moment votre glycémie a commencé cette montée en flèche. Certaines personnes vont tout simplement s'évanouir ou ramper pour obtenir de l'aide médicale si elles restent désemparées avec leur taux de sucre dans le sang sur un jour ou deux. N'attendez pas que cela vous arrive.

Préparez un programme qui inclut votre surveillance matinale du sucre dans le sang. Cela vous permet de déterminer comment vous allez manger pour le reste de la journée. Insérez dans votre programme les médicaments ou les injections d'insuline, si vous utilisez ce type de traitement. Vous n'avez pas le droit d'oublier ces choses. Réglez votre alarme s'il le faut !

9. **Temps libre**

Enfin, et surtout, n'oubliez jamais votre temps libre. Encore une fois, vous êtes malade, pas mourant.

Vous méritez d'avoir du temps libre. Il serait donc sain que vous commenciez à apprendre à gérer la vie tout en luttant contre le diabète, mais chaque combattant a également besoin de repos. Faites une pause, profitez, récupérez, puis une fois que vous êtes bien reposés, reprenez votre cri de guerre et combattez à nouveau.

N'oubliez jamais d'accorder un peu de temps libre à votre famille, vos proches et vous-même. C'est ce qui vous maintient, ce qui vous permet de rester sain d'esprit. Passez du temps avec des gens qui vous aiment et vous comprennent, profitez de vos passe-temps et d'autres intérêts. Vous êtes toujours vous-même, vous n'avez pas changé. C'est juste que désormais vous devez lutter dans une grande bataille, mais vous ne devriez pas laisser cette lutte prendre le pas sur votre personnalité et sur vos rêves.

Chapitre 2 : Vivre avec le diabète

L'ABC du diabétique

A1C

Vous êtes très certainement familier avec les produits qui vous aident à surveiller votre taux de sucre dans le sang à la maison, non ? Ils sont pratiques, et rapides. Ils font ce que l'on attende d'eux pour donner une lecture de votre consommation alimentaire ou la dose d'insuline. Cependant, ils ne donnent que la lecture et la dose d'insuline. Ils ne donnent pas d'autres détails qui peuvent aider les médecins à être précis dans leur approche du traitement de votre diabète.

C'est là que l'A1C entre en jeu. Alors que votre lecteur de glycémie vous donne la mesure de votre taux de sucre dans le sang, l'A1C vous donne le pourcentage des cellules sanguines dans votre corps qui sont déjà enveloppé de sucre. Oui, c'est ce qui arrive à votre sang quand il contient trop de sucre - il devient le revêtement de votre sang. L'A1C n'aide pas seulement au contrôle du diabète, il contribue également à ceux qui ont du prédiabète au fait de connaitre si leur état est en train de s'améliorer ou d'empirer.

Il doit être effectué trois fois par an si vous avez du mal à contrôler votre diabète ou deux fois par an pour ceux qui n'ont pas ce problème.

Voici votre guide pour les résultats A1C :

Pourcentage	Niveaux de sucre dans le sang
5,7% ou moins	Ordinaire
5.8 - 6,4%	Élevée / prédiabète
6,5% ou plus	Diabète

Tension artérielle

Etant diabétique, vous avez bien entendu surveillé votre tension artérielle, n'est-ce pas ? C'est primordial, de sorte que vous sachiez ce qui se passe dans votre sang. Mais pourquoi voulez-vous savoir ce qui se passe dans votre sang ?

C'est simple. Le sucre recouvrant votre sang, il passe à travers vos artères, celles-ci obtiennent leur part de sucre également, mais cela se passe à l'intérieur des artères. En effet, vos artères deviennent plus étroites, et vous devenez sujet à des crise cardiaque et d'autres maladies cardiaques.

Ainsi, que se passe-t-il lorsque vos artères deviennent plus étroites, selon vous ? Visualisez un tuyau d'arrosage. Vous vous rappelez comment vous jouaillez avec l'eau étant enfant, vous bloquiez le tuyau d'arrosage avec votre pouce ? Ensuite, vous continuez d'ouvrir le robinet, afin que l'eau qui en sorte vous éclabousse pour votre plus grand plaisir.

Le même principe vaut pour le sang et les artères. Plus le passage est étroit, plus il faut de pression pour traverser vos artères avec succès. C'est amusant avec de l'eau, mais pas avec votre sang. C'est quelque chose dont vous ne souhaitez que cela vous arrive. Les gens meurent, pas les tuyaux d'arrosage, et c'est précisément la raison pour laquelle vous devez surveiller votre taux de sucre dans le sang.

Tension artérielle	Traduction de la pression artérielle
90/60 mmHg * ou moins	Hypotension (pression artérielle basse)
110/75 mmHg * - 120/80 mmHg *	Ordinaire
120/80 mmHg * - 140/80 mmHg *	Hypertension artérielle précoce
140/90 mmHg * ou plus	L'hypertension (pression artérielle élevée)

* MmHg (millimètres de mercure) est une unité de mesure utilisée pour déterminer la pression.

Prenez note que le tableau ci-dessus indique la pression artérielle idéale. Alors que la plupart des gens trouveront que leur traduction de la pression artérielle correspond facilement avec le tableau ci-dessus (aussi sûrement si vous éprouvez une hypotension ou de l'hypertension, votre corps vous permettra de le savoir), certaines personnes ne correspondent pas obligatoirement à cette traduction de la pression artérielle. Dans le cas où votre traduction de la pression artérielle ne correspond pas à la carte (disons par exemple, à 140/90 mmHg et que vous vous sentez toujours normal avec absolument aucun des signes habituel d'hypertension), je vous suggère alors de consulter votre médecin pour trouver le bon niveau de pression de votre sang en bonne santé. Les niveaux de pression artérielle peuvent varier avec l'âge, le poids, le style de vie et les conditions actuelles.

Cholestérol

Lorsque vous entendez le mot cholestérol, évidemment vous pensez instantanément que c'est terrible. Permettez-moi de clarifier cela. Le cholestérol est une partie de votre corps, en dehors du fait qu'il se trouve également dans les aliments comme les produits laitiers, la viande, la volaille et les fruits de mer. C'est un élément essentiel qui aide votre corps à digérer les graisses avec précision, à produire de la vitamine D, aux membranes cellulaires, et les hormones. C'est le bon cholestérol.

Il y a aussi le mauvais cholestérol aussi connu sous le nom LDL ou lipoprotéines de basse densité. Qu'est-ce que ce cholestérol peut vous faire ?

Pour commencer, le cholestérol est une substance faite de graisse. Malheureusement, cette graisse ne se dissout pas dans l'eau, et donc, il n'y a aucun moyen pour elle de voyager dans notre sang d'elle-même contrairement à d'autres substances comme le sucre. Ainsi, notre corps a pensé bon de lier le cholestérol ou les graisses à certaines protéines qui peuvent voyager dans notre circulation sanguine sans aucun problème. Voyez les protéines comme un taxi à l'intérieur de notre corps qui offre le transport sanguin.

Ainsi, à son tour, le cholestérol qui est lié à certaines de nos protéines forme une combinaison et le LDL où le mauvais cholestérol est l'un d'entre eux.

Une fois que votre sang se retrouve avec un pourcentage élevé de ce mauvais cholestérol, c'est un signe infaillible que vous êtes à risque de développer une maladie cardiovasculaire. Imaginez toutes ces mauvaises graisses transportées et réparties uniformément sur tout votre corps dans votre sang.

Que devez-vous faire dans ce cas ? Un test sanguin à jeun et une bonne alimentation. Cela vous permet d'identifier vos niveaux de types de cholestérol HDL, LDL et triglycérides.

Vous pouvez consulter le tableau sur la page suivante.

Le tableau contient les données ou les mesures adaptées pour une personne de se tenir à l'abri de développer un diabète ou pour l'empêcher d'avancer.

LDL, HDL et les triglycérides sont mesurés séparément. Le LDL sera mesuré, et il ne devrait pas aller au-dessus 100mg / dl. Tout ce qui dépasse la mesure donnée signifie un danger pour vous. En ce qui concerne le HDL, l'analyse ne doit pas être plus basse que 50 mg / dl, ou cela signifiera une maladie cardiaque pour vous. Enfin, avec des triglycérides, il devrait être à environ 150 mg / dl ou moins. Si elle est plus élevée, vous êtes bon pour une vie de maladie cardiaque.

Type de cholestérol	Les niveaux appropriés
LDL	100 mg / dl ou moins
HDL	50 mg / dl - 70 mg / dl ou plus pour éviter les maladies cardiaques
Triglycérides	150 mg / dl ou moins

* **Mg / dl** - milligrammes par décilitre. Utilisé pour mesurer la concentration de glucose dans le sang.

ADOPTER LA BONNE NUTRITION

Vu le très grand nombre d'aliments qui se cachent sous le support de LDL et de sucre, comment allez-vous vous nourrir ? Vous n'êtes pas censés vous affamer peu importe votre maladie. Voici donc ce que vous pouvez manger pour survivre et profiter de la vie comme si vous n'avez pas le diabète du tout.

1. Légumes verts à feuilles sombres (non féculents)

Les légumes qui sont faibles en glucides et ont peu de calories, ils contiennent des fibres, des vitamines et des protéines également. Les fibres aident à la digestion, et les protéines peuvent vous donner une partie de votre apport en protéines nécessaires. Cela signifie que vous n'avez pas besoin de vous farcir de la viande tous les jours, vous pouvez réguler votre portion de viande en raison de légumes.

La plupart d'entre nous aimons la viande, la vérité c'est qu'elle est assez difficile à digérer, en plus il y a aussi un grand risque qu'elle soit truffée de cholestérol dans certaines épiceries. Optez plutôt pour des légumes, plutôt que la viande que vous avez dans votre réfrigérateur et qui n'est pas nécessairement la plus adaptée pour vous.

2. Fruits de mer

Les fruits de mer ont des protéines qui sont maigres et faibles en gras saturés. Vous devez éviter les graisses saturées à tout prix. Offrez-vous 2 à 3 portions de poisson, en particulier le saumon, chaque semaine et vous aurez en bonus, la possibilité d'absorber leurs gras oméga-3 par la même occasion.

Mais, qu'est-ce que l'oméga-3 ?

Officiellement connu sous forme d'acides gras oméga-3, ces dernières sont des acides gras poly-insaturés. Poly-insaturés, c'est la version la plus saine de graisse pour la bonne alimentation par rapport aux graisses saturées.

Il existe trois types d'acides gras oméga-3. L'une est appelée DHA ou acide docosahexaénoïque, il se trouve dans les huiles de poisson gras, les huiles végétales appelées ALA ou acide a-linolénique, et l'EPA ou acide eicosapentaénoïque / acide timnodonique est également présents dans les poissons gras comme le saumon qui vit dans l'eau froide.

Les acides gras oméga-3 vous protègent contre le développement de maladies cardiaques en abaissant le taux de triglycérides si elle est élevée. Elles sont également très utiles, en particulier pour ceux qui souffrent d'asthme, de dépression et d'arthrite. Alors, n'attendez pas d'avoir un haut niveau de triglycérides.

Profitez de vos fruits de mer et maintenez-vous en bonne santé.

3. **Grains entiers**

Oubliez si elle n'a pas le mot entier avec. Vous avez besoin de grains entiers parce que tout grain non entier, est déjà traité, et en dehors du fait que les nutriments manquants sont remplacés par du sucre, allez savoir ce que l'on trouve d'autre. Les grains entiers aident votre digestion, de plus ils vous tiennent rassasiés plus longtemps. Cependant, il faut être prudent avec les grains traités comme vos céréales en boîte, pâtes, riz blanc, et même la farine blanche raffinée.

4. **Baies**

Qui n'aime pas les baies ? Faites-vous plaisir avec ces petites choses. Elles sont remplies d'antioxydants, de manganèse, de vitamine C, de fibres, de vitamine K et de potassium. Certaines d'entre elles sont douces, un peu acides, mais elles restent délicieuses et bonnes pour vous.

5. Le lait et le yaourt

Ils sont une excellente source de calcium et la plupart ont été enrichis pour devenir une bonne source de vitamine D, ces produits contiennent des glucides qui sont assez bons pour remplir vos besoins quotidiens en tant que personne atteinte de diabète. Assurez-vous de choisir celui qui est faible en sucre et en gras.

6. Des noix

Elles contiennent du magnésium et des fibres, et certaines ont même de l'oméga-3 qui est sans nul doute bon pour votre cœur.

7. Agrumes

Les agrumes sont d'excellentes sources d'acide folique, de vitamine C, de fibres et de potassium. Elles rendent votre nourriture plus savoureuse, et remplissent vos besoins quotidiens en vitamines aussi.

8. Des haricots

Optez pour les haricots rouges, les haricots noirs, les haricots verts. Ils sont plein de minéraux comme le potassium et le magnésium, ils sont riches en fibres et en vitamines. Une demi-tasse sera très bien pour vous donner la bonne quantité de bienfaits que vous avez besoin sans avoir à vous soucier des glucides qu'ils contiennent.

9. Tomates

Nous savons que les tomates sont bonnes, depuis que nous sommes enfants. Cependant, il ne faut pas les manger cuites ou vous perdrez toutes les bonnes choses. Prenez-les crues pour tirer le meilleur parti des vitamines E, C et de potassium.

10. Stevia

Cela ne fait pas partie des superaliments, mais n'hésitez pas à en prendre avec vos boissons préférées et aliments. Evitez le sucre au maximum à partir de maintenant et utilisez du stévia à la place. C'est tout aussi naturel et doux. Amusez-vous avec des bonbons sans vous sentir coupable.

L'INDICE GLYCÉMIQUE

Une autre chose importante que vous devez comprendre est l'indice glycémique, en particulier pour ceux qui prennent de l'insuline. Cela vous indique s'il y a une augmentation de votre taux de glycémie, deux heures après que vous ayez consommé un repas qui contient des glucides. La mesure ou le classement utilisé pour l'index glycémique va de 0 à 100. Zéro étant la nourriture la plus lente pour augmenter votre taux de glucose dans le sang et 100 la plus rapide.

Cela dépend essentiellement du contenu de la nourriture que vous mangez, comme les graisses, les glucides, les protéines, et même le sodium.

L'index est utilisé pour vous aider, vous et votre médecin à savoir comment les aliments que vous mangez, ainsi que l'insuline, réagissent dans votre corps. Cependant, je dois préciser qu'il ne sert pas à mesurer votre production d'insuline, même si votre taux de glucose dans le sang augmente. Il n'y a pas de taille unique pour l'index glycémique. Il varie pour chaque type d'aliment et dépend également de la taille des portions et de leur contenu, c'est un facteur à prendre en compte.

L'index glycémique peut vous aider à éviter une hausse soudaine ou une pointe, comme beaucoup de gens l'appellent, en identifiant les aliments qui sont bien classés. Plus l'indice glycémique de votre nourriture est élevé, plus vous devrez l'éviter car il augmentera votre taux de sucre dans le sang en un éclair.

Les aliments qui atteignent un score de l'index glycémique de 70 ou plus est considéré comme élevé dans l'indice, et sont principalement composés d'aliments qui ne sont pas bons pour vous comme les aliments transformés, le pain blanc, des pizzas et beaucoup d'autres aliments achetés en magasin. Les aliments qui atteignent une note comprise entre 56-69 sont considérés comme moyen comme certains fruits qui peuvent contenir des sucres naturels, une version plus saine de vos aliments généralement malsains comme la crème glacée. Les scores d'index glycémique les plus sûrs sont ceux de 55 et moins. Ceux-ci comprennent beaucoup de légumes comme les carottes, les panais, l'igname, les pois verts et les fruits comme les poires, les prunes et les pommes. Cela comprend également le lait écrémé, pain de grains entiers, les légumes et les haricots.

QU'EN EST-IL DE L'ALCOOL ?

Permettez-moi d'être bref. Pour ceux qui consomment régulièrement de l'alcool, mais également pour ceux qui boivent plus que ce que leur corps peut tolérer, l'alcool n'est pas une bonne idée pour les personnes atteintes de diabète, peu importe qu'elle soit de type 1 ou de type 2. La consommation d'alcool présente un risque pour les personnes atteintes de diabète. Il y a une solution réelle, mais avant d'en arriver là, laissez-moi vous expliquer les dangers de la consommation d'alcool pour les personnes atteintes de diabète.

Le rappel « à consommer avec modération » concerne également les personnes atteintes de diabète. Cependant vous ne pouvez pas simplement boire modérément car cela conduira très probablement à l'augmentation de votre taux de sucre dans le sang.

Rappelez-vous que presque toutes les boissons alcoolisées contiennent des glucides. Des niveaux élevés de glucides, si vous ne le saviez pas déjà, sont très dangereux pour les personnes atteintes de diabète, parce que les glucides peuvent entrainer une hausse de votre taux de sucre dans le sang de façon spectaculaire. Même si vous vous dites qu'une boisson alcoolisée contient 2 à 3 grammes de glucides, plusieurs bouteilles pourraient impacter votre sucre dans le sang, et vous ne voudriez pas que cela se produise.

Quant à une forte consommation d'alcool, c'est aussi dangereux. Si l'alcool augmente modérément votre glycémie de manière significative, une forte consommation d'alcool, d'autre part, entrainera une chute de votre taux de sucre sanguin de façon spectaculaire dans des niveaux que vous ne voudriez pas aller, en particulier ceux qui luttent contre le diabète de type 1.

Des carences de taux de sucre dans le sang peuvent vous tuer en quelques minutes. J'ai vu une personne, qui se bat contre le prédiabète, ramper sur le sol, couverte de sueur froide, et qui ne savait pas si elle allait vomir d'abord ou si elle devait s'occuper des mouvements incontrôlables de son intestin. C'est effrayant à voir.

Dans une telle occasion, la personne doit bénéficier d'une attention médicale le plus rapidement possible, il n'y a pas de temps à perdre, de quelconque manière. Un retard conduira cette personne à la mort si vite que vous ne saurez pas ce qui vous a frappé.

Pour en revenir au sujet, évitez l'alcool autant que vous le pouvez, en particulier le vin doux et la bière. Rhum, gin, vodka, whisky sont également des boissons à éviter parce qu'elles conduisent à une baisse massive des taux de sucre.

Vous pouvez boire de l'alcool de temps en temps mais il faudra dans ce cas éviter les mélanges car ils ont des tonnes de sucre en eux. Aussi, assurez-vous que l'alcool que vous avez l'intention de boire est sans hydrates de carbone. Si vous voulez en être absolument sûr, vous pouvez ajouter de l'eau ou de l'eau de Seltz dans votre boisson. Les vins sont également excellents, en particulier pour le cœur, assurez-vous juste qu'ils ne soient pas adoucis. Et comme toujours, boire avec modération.

N'OUBLIEZ PAS LES SOINS QUOTIDIENS

Tout le monde doit avoir sa routine quotidienne, la négliger revient à un risque de gâcher sa journée, y compris les habitudes alimentaires et de sommeil. Cela vaut aussi pour les personnes atteintes de diabète. Voyez les choses de cette façon., Si votre corps est endolori pendant quelques temps et vous envoie des signaux de douleur, il vous supplie de prendre soin de lui mieux qu'auparavant. Et quelle meilleure façon de rembourser le navire qui vous permet de profiter de la vie avec votre famille que la mise en place d'une routine saine pour lui ?

1. Surveillance

La fréquence du suivi dépend de ce que votre médecin vous conseille, mais le meilleur moment pour commencer est le matin. Cela vous permet de savoir comment planifier vos repas pour le reste de la journée et cela avant de prendre vos injections d'insuline si vous êtes devez en prendre. Cela ressemble à un travail à temps plein dans les quelques premières semaines, mais avec de l'échauffement vous vous rendrez compte de son importance assez tôt.

2. Gestion

C'est un peu comme de la voile, sans cap (surveillance de votre sucre), vous ne savez pas vraiment où aller. Dès que vous en avez terminé avec la surveillance et que vous êtes habitué à la fluctuation de votre glycémie, vous pouvez affiner le régime qui vous a été prescrit initialement et ne pas être submergé si l'on vous demande de changer votre alimentation. C'est probablement le meilleur pour vous et dès que vous serez familier avec elle et de ses effets sur votre corps, vous pouvez faire quelques ajustements pour personnaliser davantage vos besoins avec l'aide de votre médecin.

3. **Respect du calendrier**

Respectez vos médicaments mais également le calendrier. Ils sont là pour une raison et ne pas les prendre, entraine malheureusement une série de défaites pour vous. Manquer un plan d'apport de la médecine peut annuler votre travail acharné à maintenir votre alimentation. Ne laissez pas cela se produire. Collez un pense-bête sur votre réfrigérateur. De cette façon, vous ne l'oublierez pas.

4. **Exercice**

Quand je dis exercice, la marche suffit amplement. Vous n'avez pas besoin de porter des trucs lourds juste pour souligner que vous tentez de garder la forme. Garder la forme est secondaire, c'est votre cœur que nous essayons de protéger. Assurez-vous qu'il reste actif, et que vous brûlez ce qui doit être éliminé pendant que vous marchez, et surtout, profitez du moment de la journée quand c'est le plus pratique pour vous.

Quel est le bon traitement pour vous

Vous n'êtes pas le ou la seule à décider pour vous même. Une fois que vous êtes diagnostiqué avec un diabète, vous ne pourrez pas faire du "fait maison". Je ne dis pas non plus que vous devez être trop dépendant de votre médecin. Je parle plutôt d'une collaboration pour comprendre ce qui est vraiment bon pour vous. Informez votre médecin de ce que votre corps vous montre et ses réactions à certains médicaments et nourriture. Votre médecin décide les doses et les fréquences, et vous vous engagez à respecter le bon traitement.

Cela ne s'arrête pas la première fois que vous obtenez un diagnostic. Comme votre corps s'ajuste aux médicaments et se débrouille avec l'âge, votre corps pourrait réagir négativement aux médicaments précédemment utilisés et cesser de répondre aux médicaments auxquels vous vous étiez habitués. Ainsi, l'ajustement, l'acceptation et la coopération sont la clé.

Régime alimentaire + exercice

Un régime alimentaire plus exercice est un type de traitement pour les diabétiques, surtout si vous êtes nouvellement diagnostiqué et que le statut du diabète n'est pas trop grave. Cependant, pour l'alimentation et l'exercice, vous devez comprendre que l'un ne va pas sans l'autre, ils doivent toujours être ensemble pour renforcer la protection que vous construisez pour votre corps en contrôlant ce que vous mettez dedans et comment vous le maintenez. En outre, suivre un régime pour votre diabète doit être conçu pour répondre à vos besoins. Ce n'est pas comme un t-shirt prêt à être porté et que vous pouvez juste essayer. VOTRE REGIME ALIMENTAIRE DOIT TOUJOURS aller avec votre âge, votre poids, VOTRE STYLE DE VIE, et les conditions actuelles. Ni plus ni moins.

Quant à l'exercice, il n'est pas nécessaire de mettre toute votre énergie dedans, spécialement si vous n'êtes pas habitué à des activités pénibles. Marcher ou la marche rapide avec vos proches et votre chien, faire du yoga ou vos arts martiaux préférés, ou même la natation récréative suffiront. Assurez-vous de le faire tous les jours pendant environ 30 minutes, et ce sera parfait.

Médicaments par voie orale

Les médicaments par voie orale représentent une option lorsque le régime alimentaire et l'exercice ne sont pas pour vous. Certains de ces médicaments encouragent votre foie à ne pas disposer de tout le glucose qui le traverse, certains sont destinés à aider et à empêcher votre pancréas de décomposer les hormones qui aident à produire de l'insuline, et d'autres encouragent votre pancréas à produire plus d'insuline.

Il y a beaucoup d'autres médicaments pour le diabète qui vous aideront directement, mais encore une fois, il vous faudra l'aval de votre médecin si vous devez commencer un de ces médicaments.

INJECTABLES

Simplement parce que vous voyez un diabétique prendre un médicament ne signifie pas pour autant qu'il s'agisse d'insuline. Ce n'est pas toujours le cas. Parfois, il existe des médicaments que les personnes diabétiques utilisent pour les aider à ralentir leur digestion. Pour les empêcher de manger trop souvent, pour améliorer leur foie en ralentissant la production de glucose. Tout comme un médicament par voie orale, il existe une myriade de fonctions pour les médicaments injectables destinés aux personnes atteintes de diabète. Encore une fois, cela dépend des conclusions et suggestions de votre médecin.

INSULINE

Tous les diabétiques n'ont pas nécessairement besoin d'injections d'insuline ou de pompes. Les personnes atteintes de diabète de type 1 ont besoin d'insuline, mais pas toujours pour les personnes ayant le diabète de type 2. L'insuline doit être prise que si votre glycémie devient de plus en plus difficile à contrôler. Il existe d'autres méthodes pour obtenir de l'insuline dans votre corps. A savoir par injection, inhalation, par stylo à insuline, et même les pompes à insuline.

LA CHIRURGIE BARIATRIQUE

Si malgré tout ce qui précède, rien ne marche pour vous et que votre médecin pense que dans votre état actuel, opter pour une chirurgie de perte de poids est la meilleure option, alors allez-y. Notez cependant que la chirurgie de perte de poids n'est pas adaptée à tout le monde et certaines personnes ont à faire avec les options ci-dessus.

La chirurgie bariatrique aura pour conséquence, la diminution d'une bonne quantité de votre poids et de rendre le contrôle de votre glycémie beaucoup plus facile qu'auparavant. En effet, elle augmente les hormones incrétines responsables de la production d'insuline de votre pancréas. Elle offre beaucoup d'avantages. Mais n'optez pas pour cette option si votre diabète est encore contrôlable avec une combinaison des traitements ci-dessus, sauf si vous êtes en surpoids et que votre glycémie est vraiment hors de contrôle.

Chapitre 3 : Création d'un plan d'action de changement de vie

Connaître vos objectifs de traitement

Quel est véritablement votre objectif de traitement ultime ? Oui, c'est de maintenir votre glycémie toujours, et encore sous contrôle. Cependant, ce n'est pas aussi facile que vous pouvez le penser. Et donc, vous devez vivre avec.

Une autre chose que vous devez ajouter à votre objectif est d'éviter d'endommager les tissus à cause du trop de sucre qui circule dans le sang.

Puisque vous connaissez déjà vos cibles pour un sucre sanguin en bonne santé en se basant sur le chapitre précédent, tout ce que vous avez à faire est de ne pas oublier le suivi de votre glycémie. Lorsque votre emploi du temps pour un test A1C arrive, il ne faut surtout pas le louper. Abordez-le comme quelque chose d'important parce que les résultats de cette analyse vous permettront de savoir s'il y a eu de bons ou de mauvais changements dans votre diabète. Vous ne voulez certainement pas garder un régime qui ne vous convient plus, non ?

IDENTIFIER LES ÉTAPES À SUIVRE

Les éléments suivants sont des taches indispensables à faire régulièrement, à chaque fois que vous visitez votre médecin.

1. **Surveillez votre glycémie**

Je sais que vous l'avez lu à plusieurs reprises, mais il est important de surveiller votre glycémie afin que vous sachiez comment identifier les manques. Et je le répète maintenant parce que votre vie en dépend, je ne plaisante pas. Alors, partout où vous allez, que ce soit dans votre maison ou à l'hôpital, surveillez votre glycémie.

2. Faites surveiller votre tension artérielle

La chose la plus importante après votre glycémie est votre tension artérielle. Si vous gardez le contrôle de l'un sans l'autre, le but de votre traitement est perdu. Le sucre sanguin et la pression artérielle vont de pair, car il implique à la fois le sang et le cœur.

3. Vérifiez vos pieds

Quel est le rapport entre votre pied et votre diabète ? Eh bien, vos pieds sont comme la fenêtre de votre corps diabétique. Tout ce qui est exceptionnellement mal dans votre circulation sanguine endommage même vos nerfs et va inévitablement se transmettre à vos pieds. Le même principe vaut pour le diabète et les infections.

4. Surveillez votre poids

Votre poids, en dehors de vos pieds, en dit long sur votre régime alimentaire. Ce n'est pas toujours un identifiant du diabète, mais vérifier votre glycémie dès que votre poids augmente, est la meilleure façon de vous protéger non seulement du diabète, mais aussi des maladies cardiaques.

5. Donnez votre avis sur votre plan de traitement

Toujours, toujours examiner votre plan de traitement avec votre médecin avant de quitter l'hôpital. Vous devez informer votre médecin de tout changement dans la réaction de votre corps aux médicaments que vous prenez, ainsi que votre régime alimentaire. De manière à ce que ce dernier puisse changer vos doses, la médecine, et même votre régime alimentaire.

6. Test A1C

N'oubliez pas votre test d'A1C. Cette analyse doit être effectuée deux fois à trois fois par an en fonction des niveaux de votre diabète.

SUIVI DE VOS PROGRÈS

Pourquoi devriez-vous suivre vos progrès ? Le suivi de vos progrès peut aider votre médecin plus que vous pouvez imaginer. Votre journal contiendra les détails de votre vie quotidienne que vous essayez de contrôler au mieux, à savoir votre glycémie et votre diabète en général.

Assurez-vous de suivre :

- Gains de poids
- Pertes de poids
- Habitudes alimentaires
- Comportements alimentaires
- Résultats du sucre dans le sang

Soyez aussi honnête que vous le pouvez et ne pensez jamais que vous faites cela pour votre médecin. Vous le faites pour vous-même, pour vous aider à être mieux et pour réussir votre lutte contre le diabète. Si vous n'êtes pas à l'aise avec un journal physique, il existe de nombreuses applications sur Internet qui sont faites pour le diabète seul. Cependant, le problème avec le maintien de vos progrès grâce à une application est la durée de votre batterie.

Cependant, optez pour celle dont vous vous sentez le plus à l'aise. Après tout, la chose la plus importante est ce que l'on peut trouver dans votre journal du diabète.

Chapitre 4 : Le régime de guérison

Pour vous aider avec votre combat contre le diabète, des étapes à suivre, des conseils et des encouragements ne sont pas suffisants. Permettez-moi de vous proposer un chapitre entier de quelques délicieuses recettes qui vous permettront de moins vous inquiéter sur votre taux de sucre sanguin.

7 Recettes de smoothies

Smoothie de framboises au beurre d'arachide

Portions : 2

Préparation : 10 minutes

Ingrédients :

- Beurre d'arachide, [2 c. à soupe] onctueux et biologique

- Lait écrémé [2 c. à soupe]

- Framboises fraîches [entre 1 et 1 tasse et demi]
- Glaçons [1 tasse]
- Stevia [2 c. à café]

Instructions :

Mettez tous les ingrédients dans votre mixeur. Réglez celui-ci sur purée, et mixez jusqu'à obtenir une consistance onctueuse. Servir la moitié et garder l'autre pour une utilisation future.

Calories	Graisses	Glucides	Protéines	Sodium
170	8.6g	20g	5.1g	67mg

SMOOTHIE AUX FRAISES, CHOU FRISÉ ET GINGEMBRE

Portions : 2

Préparation : 10 minutes

Ingrédients :

- Grandes feuilles de chou frisé frais, sans les tiges [6 pcs]
- Gingembre râpé, cru et épluché [2 c. à café]
- Eau, froide [½ Tasse]
- Jus de citron vert [3 c. à soupe]
- Miel [2 c. à café]
- Fraises fraîches et coupées [entre 1 et 1 tasse et demi]
- Glaçons [1 tasse]

Instructions :

Mettez tous les ingrédients dans votre mixeur. Réglez celui-ci sur purée, et mixez jusqu'à obtenir une consistance onctueuse. Servir la moitié et garder l'autre pour une utilisation future.

Calories	Graisses	Glucides	Protéines	Sodium
205	2.9g	42,4 g	4.2g	0.083mg

SMOOTHIE AUX AMANDES ET AUX BAIES

Donne 2 portions

Préparation : 10 minutes

Ingrédients :

- Amandes effilées [1/4 de tasse]
- Stevia [2 c. à café]
- Germe de blé [2 c. à soupe]
- Bleuets ou Myrtilles fraiches [entre 1 et 1 tasse et demi]
- Yaourt grec [½ Tasse]
- Glaçons [1 tasse]
- Lait d'amandes ou lait écrémé, non sucré [2 c. à soupe]

Instructions :

Mettez tous les ingrédients dans votre mixeur. Réglez celui-ci sur purée, et mixez jusqu'à obtenir une consistance onctueuse. Servir la moitié et garder l'autre pour une utilisation future.

Calories	Graisses	Glucides	Protéines	Sodium
225	8g	31g	11.4g	34mg

Smoothie épicé au fromage cottage et aux framboises

Donne 2 portions

Préparation : 10 minutes

Ingrédients :

- Flocons d'avoine à l'ancienne [2 c. à soupe]
- Fromage cottage, sans matière grasse [½ Tasse]
- Dates dénoyautées [2 pcs.]
- Stevia [1 c. à café]
- Glaçons [1 tasse]
- Cannelle, moulue [1 pincée]
- Framboises fraîches [1 tasse et demi]

Instructions :

Mettez tous les ingrédients dans votre mixeur. Réglez celui-ci sur purée, et mixez jusqu'à obtenir une consistance onctueuse. Servir la moitié et garder l'autre pour une utilisation future.

Calories	Graisses	Glucides	Protéines	Sodium
134	1 g	25g	8.4g	216 mg

Smoothie fraise-banane aux graines de lin

Donne 2 portions

Préparation : 10 minutes

Ingrédients :

- Stevia [2 c. à café]
- Lait écrémé [2 c. à soupe]
- Graine de lin, biologiques [2 c. à soupe]
- Tofu, doux [½ Tasse]
- 1 Banane de taille moyenne [coupée en tranches]
- Glaçons [1 tasse]
- Fraises fraîches et coupées [1 ou 1 tasse et demi]

Instructions :

Mettez tous les ingrédients dans votre mixeur. Réglez celui-ci sur purée, et mixez jusqu'à obtenir une consistance onctueuse. Servir la moitié et garder l'autre pour une utilisation future.

Calories	Graisses	Glucides	Protéines	Sodium
159	4.7g	25g	7,7g	10mg

Smoothie à la pomme verte et aux épinards

Donne 2 portions

Préparation : 10 minutes

Ingrédients :

- Stevia [2 c. à café]
- Glaçons [1 tasse]
- Yaourt grec [½ Tasse]
- Jus de pomme ou jus d'orange, non sucré [1/3 de tasse]
- Une petite pomme, hachée [1 pc]
- Stevia [1 c. à café]
- Graines de lin. [2 c. à soupe]
- Jeunes épinards [2 tasses]

Instructions :

Mettez tous les ingrédients dans votre mixeur. Réglez celui-ci sur purée, et mixez jusqu'à obtenir une consistance onctueuse. Servir la moitié et garder l'autre pour une utilisation future.

Calories	Graisses	Glucides	Protéines	Sodium
138	2.4G	24g	7.4g	69 mg

SMOOTHIE MURES ET NOIX

Donne 2 portions

Préparation : 10 minutes

Ingrédients :

- Stevia [2 c. à café]
- Yaourt grec [½ Tasse]
- Glaçons [1 tasse]
- Beurre d'amande [2 cuillères à soupe]
- Mûres, fraîches [1 ou ½ Tasse]

Instructions :

Mettez tous les ingrédients dans votre mixeur. Réglez celui-ci sur purée, et mixez jusqu'à obtenir une consistance onctueuse. Servir la moitié et garder l'autre pour une utilisation future.

Calories	Graisses	Glucides	Protéines	Sodium
175	9.3g	16g	9.6g	57 mg

SMOOTHIES VERTS

SMOOTHIE VERT CONTRE LE DIABÉTIQUE

Donne 2 portions

Préparation : 10 minutes

Ingrédients :

- Orange de grosse taille [1 pc]
- Chou frisé [1 tasse]
- Épinards [2 tasses]
- Céleri [3 tiges]
- Concombre, grand [1 pc]
- Glaçons [1 tasse]

Instructions :

Mettez tous les ingrédients dans votre mixeur. Réglez celui-ci sur purée, et mixez jusqu'à obtenir une consistance onctueuse. Servir la moitié et garder l'autre pour une utilisation future.

Calories	Graisses	Glucides	Protéines	Sodium
250	1 g	30g	8g	0mg

SMOOTHIE DÉLICIEUX AUX POMMES DE TERRE DOUCES

Donne 2 portions

Préparation : 10 minutes

Ingrédients :

- Orange (grosse) [1 pc]
- Patates douces, cuites et décortiquées [½ Tasse]
- Banane congelée [½ Tasse]
- Cannelle [¼ de c. à café]
- Lait d'amande, non sucré [1/2 tasse]
- Beurre d'amande [1 c. à soupe]

Instructions :

Mettez tous les ingrédients dans votre mixeur. Réglez celui-ci sur purée, et mixez jusqu'à obtenir une consistance onctueuse. Servir la moitié et garder l'autre pour une utilisation future.

Calories	Graisses	Glucides	Protéines	Sodium
262,5	4.9g	50.4g	4.6g	417.6mg

SMOOTHIE DÉLICE DE BAIES

Donne 2 portions

Préparation : 10 minutes

Ingrédients :

- Chou frisé [3 pcs]
- Morceaux de mangue fraîche [une poignée]
- Bleuets (ou myrtilles), congelées [1 tasse]
- Farine de lin [2 c. à soupe]
- Mûres, congelés [1 tasse]
- Eau de coco pure, sans sucre [2 tasses]

Instructions :

Mettez tous les ingrédients dans votre mixeur. Réglez celui-ci sur purée, et mixez jusqu'à obtenir une consistance onctueuse. Servir la moitié et garder l'autre pour une utilisation future.

Calories	Graisses	Glucides	Protéines	Sodium
148	0g	35g	2 g	25mg

Smoothie vert, vert et, vert

Donne 2 portions

Préparation : 10 minutes

Ingrédients :

- Gingembre, pelé et coupé en tranches [1 cm]
- Céleri, coupé en morceaux [Une moitié]
- Feuilles de menthe [12 pcs]
- Concombre, coupé en tranches épaisses [5 cm]
- Jeunes épinards [une poignée]
- Jus de pomme pressé à froid [1 tasse et quart]

Instructions :

Mettez tous les ingrédients dans votre mixeur. Réglez celui-ci sur purée, et mixez jusqu'à obtenir une consistance onctueuse. Servir la moitié et garder l'autre pour une utilisation future.

Calories	Graisses	Glucides	Protéines	Sodium
354	4 g	58g	22g	0.083mg

Smoothie de baies aux noix

Donne 2 portions

Préparation : 10 minutes

Ingrédients :

- Gingembre, pelé et coupé en tranches [1 cm]
- Graines de chia [2 c. à café]
- Cannelle [½ c. à café]
- Beurre d'amande [1 c. à soupe]
- Banane congelée [½ banane]
- Baies mixtes, congelées [½ Tasse]
- Stevia [1 c. à café]
- Lait d'amandes [1 tasse]
- Graines de lin [1 c. à soupe]

Instructions :

Mettez tous les ingrédients dans votre mixeur. Réglez celui-ci sur purée, et mixez jusqu'à obtenir une consistance onctueuse. Servir la moitié et garder l'autre pour une utilisation future.

Calories	Graisses	Glucides	Protéines	Sodium
154,6	7,7g	21,3 g	3.2g	91.6mg

Smoothie gourmand aux flocons d'avoine

Donne 2 portions

Préparation : 10 minutes

Ingrédients :

- Flocons d'avoine à l'ancienne [½ Tasse]
- Yaourt à la vanille ou yaourt grec [⅓ de Tasse]
- Baies congelées [½ Tasse]
- Glaçons [1 tasse]
- Lait [1 tasse]
- Stevia [2 c. à soupe]

Instructions :

Mettez tous les ingrédients dans votre mixeur. Réglez celui-ci sur purée, et mixez jusqu'à obtenir une consistance onctueuse. Servir la moitié et garder l'autre pour une utilisation future.

Calories	Graisses	Glucides	Protéines	Sodium
177	1 g	32g	11g	20mg

7 Recettes de poulet idéales au déjeuner et au dîner

Pilons de poulet au parmesan : Sans culpabilité

Portions : 3 à 4

Ingrédients :

- Paprika [1 c. à café]
- Origan séché, écrasé [2 c. à café]
- Quartiers de citron
- Œufs battus [2 pcs]
- Poivre noir [¼ de c. à café]
- Beurre fondu [¼ de Tasse]
- Origan frais ciselé
- Chapelure fine de pain sec [¾ de tasse]
- Fromage parmesan râpé [¾ de tasse]
- Pilons de poulet sans peau [16 pcs]

- Lait écrémé [¼ de tasse]

Instructions :

Réglez le four à 375 °F/190 °C et graissez deux grandes plaques de cuisson. Mettez de côté. Mélangez œufs et lait dans un petit bol. Dans un autre plat peu profond, ajoutez la chapelure, le paprika, l'origan, le parmesan et le poivre. Plongez les pilons dans le mélange d'œufs puis enrobez avec la chapelure. Placez les pilons sur les plaques et arrosez de beurre. Cuire au four 45 à 50 minutes sans couvrir. Attendez que le poulet devienne tendre. Servir en saupoudrez d'origan et ajoutez des tranches de citron pour la décoration.

Calories	Graisses	Glucides	Protéines	Sodium
336	4 g	38g	38g	532mg

Salade au poulet style Buffalo : Un soupçon d'épices pour chatouiller vos papilles

Donne 2 portions

Ingrédients :

- Paprika [1 c. à café]
- Vinaigrette au fromage bleu sans matière grasse [1 c. à soupe]
- Poivre noir [1/4 de c. à café]
- Poitrine de poulet cuite et émincée [3/4 de tasse]
- Lait sans matières grasses [1 c. à café]
- Céleri coupé en bâtonnets [1 pc]
- Sauce Buffalo Wing [2 c. à soupe]
- Fromage bleu allégé, émietté
- [Demi] cœur de laitue romaine émincée

Instructions :

Placez la laitue romaine dans un bol. Placez le poulet haché et la sauce dans un bol allant au micro-ondes. Placez le poulet coupé en dés dans le micro-ondes et la sauce à feu vif pendant une minute. Ajoutez le mélange sur la laitue romaine. Ajoutez le fromage et le poivre en garniture. Mélangez le lait et la vinaigrette, puis versez sur votre salade. Ajoutez les bâtonnets de céleri et servez.

Calories	Graisses	Glucides	Protéines	Sodium
297	10g	13g	37g	596mg

Poulet de Louisiane : Le compagnon ultime de vos repas

Portions : 2 à 3

Ingrédients :

- Gombo (ou Okra) surgelés coupés en morceaux [1 tasse]
- Poivre noir [1 c. à café]
- Tomates étuvées, sans sel [1 boite de conserve]
- Pilons de poulet (sans la peau) [8 pcs]
- Sauce piquante de Louisiane [1 c. et demi à soupe]
- Nouilles de grains entiers, cuits [2 tasses]
- Thym séché, broyé [1 c. à café]
- Sel [1/4 de c. à café]

Instructions :

Enduire une poêle légèrement avec un aérosol de cuisson. Placez-la sur feu moyen-vif et ajoutez le poulet. Faites-les cuir puis brunir de tous les côtés. Ajoutez les tomates étuvées sur le dessus, le thym, sauce piquante, le gombo, le poivre et le sel. Laisser bouillir puis réduire la chaleur. Couvrir et laisser mijoter puis jusqu'à ce que le centre ne soit plus rose. Servir le poulet, la sauce à côté et les nouilles.

Calories	Graisses	Glucides	Protéines	Sodium
190	1 g	8g	27g	500mg

Ailes de poulet à la thaïlandaise : pour vos envies exotiques

Portions : 7 à 8

Ingrédients :

- Jus de citron vert [1 c. à soupe]
- Gingembre moulu [1/4 de c. à café]
- Sauce aux noix
- Pilons d'aile de poulet [24 pcs]
- Eau [1/4 tasse]
- Piment rouge broyé [1/4 c. à café]
- Ail, haché [2 gousses]
- Eau [1/2 tasse]
- Sauce soja à teneur réduite en sodium [2 c. à café]
- Beurre d'amande [1/2 tasse]

Instructions :

Mettre le poulet dans une mijoteuse. Ajouter le jus de citron, l'eau et le gingembre. Couvrir à feu doux. Laissez cuire pendant 5-6 heures. Vidangez le poulet et jetez le liquide. Ajoutez la moitié de la sauce aux noix au poulet et mélangez. Servir.

Calories	Graisses	Glucides	Protéines	Sodium
101	1 g	3g	9g	159mg

Macaronis Poulet et fromage : Spécial diabétique et super délicieux

Donne 2 portions

Ingrédients :

- Oignon haché finement [1/4 de tasse]
- Pâtes macaronis multigrains [1 tasse et demi]
- Jeunes épinards frais [2 tasses]
- Demi Poitrine de poulet désossé, sans peau, coupés en morceaux de 2,5 cm [340 g]
- Lait sans matières grasses [1 tasse et 2/3]
- Tomates émincées épépinées [1 tasse]
- Farine tout usage [1 cuillère à soupe]
- Fromage cheddar en morceaux à teneur réduite en gras [3/4 de tasse]
- Fromage allégé à pâte semi molle à l'ail et fines herbes [30 g]

Instructions :

Faites cuire les pâtes dans une casserole. Assurez-vous de suivre les instructions du paquet. N'ajoutez pas de sel. Egouttez les macaronis. Enduire une poêle avec un aérosol de cuisson. Faire chauffer la poêle à feu moyen-élevé. Ajoutez le poulet et les oignons. Laissez cuire jusqu'à ce que l'oignon soit transparent et que le poulet devienne rosé. Remuez fréquemment. Retirer la poêle du feu. Ajoutez le fromage jusqu'à ce qu'il fonde. Mélangez au fouet la farine et le lait dans un autre bol. Ajoutez le mélange de poulet. Cuire à feu moyen-vif et remuer. Attendez jusqu'à consistance épaisse et bouillonnante puis réduire la chaleur à faible. Ajoutez les macaronis jusqu'à ce que ça devienne chaud. Ajoutez les tomates et les épinards. Servir.

Calories	Graisses	Glucides	Protéines	Sodium
169	3g	24g	11g	210mg

Ailes de Poulet aux cinq épices : Bonnes à s'en lécher les doigts

Portions : 4 à 5

Ingrédients :

- Oignon haché finement [1/4 de tasse]
- Sauce aux prunes [3/4 de tasse]
- Mélange aux cinq épices [1 cuillère à café]
- Beurre fondu [1 cuillère à soupe]
- Oignons verts effilés
- Ailes de poulet [16 pcs]

Instructions :

Préchauffez votre four à 375F/190C. Coupez les extrémités des ailes et jetez les pointes. Coupez chaque aile en deux morceaux. Tapissez un moule à pâtisserie de papier et organisez les ailes en une seule couche.

Faire cuire les ailes pendant 20 minutes. Égoutter. Dans une mijoteuse, ajoutez le beurre, le mélange aux cinq épices, la sauce aux prunes et le poulet. Remuez pour enrober le poulet avec la sauce. Couvrir et cuire à feu doux pendant 4 heures. Servir.

Calories	Graisses	Glucides	Protéines	Sodium
32	1 g	3g	3g	45mg

Poulet balsamique à la moutarde de Dijon, l'ultime poulet grillé

Donne 2 portions

Ingrédients :

- Vinaigre balsamique [3 c. à soupe]
- Thym frais coupé [2 c. à café]
- Moutarde de Dijon [1/3 de tasse]
- Ail haché [2 gousses]
- Demi-poitrine de poulet désossée et sans peau, [4 pcs]
- Branches de thym frais

Instructions :

Dans un sac en plastique refermable placé au-dessus d'un plat peu profond, ajoutez le poulet et mettez-le de côté. Préparez la marinade en remuant le vinaigre balsamique, la moutarde, le thym et l'ail jusqu'à l'obtention d'une consistance lisse. Versez la marinade sur le poulet à l'intérieur du plastique et scellez le sac. Tournez le sac pour enrober le poulet et laissez au réfrigérateur pendant 24 heures. Retournez le sac si nécessaire. Égouttez le poulet, ne jetez pas la marinade. Placez le poulet sur le grill directement pendant 7 minutes et badigeonnez de marinade. Tournez le poulet de nouveau avec la marinade. Garnir de brins de thym et servir.

Calories	Graisses	Glucides	Protéines	Sodium
161	1 g	3g	26g	537mg

7 Recettes de porc idéales pour le déjeuner et le dîner

Porc rapide de Diane : Un plat délectable en moins de 30 minutes

Donne 4 portions

Ingrédients :

- Jus de citron [1 cuillère à café]
- Ciboulette fraîche ciselée, ou persil, ou origan [1 cuillère à soupe]
- Eau [1 cuillère à soupe]. Beurre [1 cuillère à soupe]
- Moutarde de Dijon [1 c. à café]
- Sauce Worcestershire [1 cuillère à soupe]
- Mélange d'assaisonnement poivre-citron [1 cuillère à café]
- Quatre côtelettes de porc désossées

Instructions :

Pour faire la sauce, ajoutez l'eau, le jus de citron, la moutarde et la sauce Worcestershire dans un bol et mettez de côté. Retirez la graisse des côtelettes et saupoudrez de chaque côté avec l'assaisonnement poivre-citron. Faites fondre le beurre dans une poêle et ajoutez les côtelettes. Cuire pendant 12 minutes et tournez pour cuire l'autre côté. Transférez sur le plateau de service et couvrez de papier d'aluminium. Versez la sauce dans la poêle puis versez la sauce sur les côtelettes. Garnissez les côtelettes à la ciboulette et servez.

Calories	Graisses	Glucides	Protéines	Sodium
178	11g	1 g	18g	302 mg

Côtelettes de porc à la méditerranéenne : un plat à 5 ingrédients que vous ne voudriez pas louper

Portions : 1

Ingrédients :

- Côtelettes de porc (Désossées ou non) d'épaisseur 1 à 2 cm (1 pc)
- Sel [1/4 de c. à café]
- Poivre noir moulu [1/4 de c. à café]
- Romarin Finement coupé [1 c. à soupe] ou [1 c. à café] de romarin séché
- Ail haché [3 gousses]

Instructions :

Faites préchauffer le four à 425°F/220°C. Tapissez une plaque de papier d'aluminium et saupoudrez les côtelettes avec du sel et du poivre. Mettez de côté. Ajoutez le romarin et l'ail, mélangez dans un bol. Saupoudrez-les uniformément sur les côtelettes. Placez les côtelettes dans le four. Faites cuire au four 10 minutes en réduisant la température du four à 350°F/175°C et servir.

Calories	Graisses	Glucides	Protéines	Sodium
161	5g	1g	25g	192mg

Côtelettes de porc épicées : plat parfait pour les aventureux

Portions : 3 à 4

Ingrédients :

- Mangue ou Poivron en tranches
- Jus de citron vert [¼ de tasse]
- Huile d'olive [1 cuillère à soupe]
- Sel [¼ de c. à café]
- Ail haché [2 gousses]
- Cannelle moulue [1 c. à café]
- Chili en poudre [1 cuillère à soupe]
- Cumin moulu [2 c. à café]
- Sauce aux piments forts [½ c. à café]
- Quatre côtelettes de porc coupées à 2 cm d'épaisseur

Instructions :

Placer les côtelettes dans un sac en plastique. Pour faire la marinade, ajoutez la poudre de chili, le jus de citron, le cumin, l'huile, la cannelle, l'ail, le piment et le sel. Versez sur les côtelettes et scellez le sac. Tournez le sac pour bien enrober la côtelette. Placez les côtelettes dans le réfrigérateur pendant 24 heures. Assurez-vous de mettre le sac de façon à égaliser la marinade. Égouttez les côtelettes et jetez la marinade. Faites griller les côtelettes jusqu'à ce que les jus de porc soient clairs. Faites tourner une fois. Garnissez de poivrons ou de mangue et servir.

Calories	Graisses	Glucides	Protéines	Sodium
196	9g	3g	25g	159mg

Porc tendre en sauce aux champignons : Le plat parfait pour toutes les occasions

Donne 4 portions

Ingrédients :

- Huile de cuisson [1 cuillère à soupe]
- Sauce Worcestershire [1½ c]
- Thym séché, écrasé [¾ c]
- Crème de champignons à teneur réduite en sodium et pauvre en matière grasse (300 g)
- Côtelettes de porc, coupée 2 cm d'épaisseur (4 pièces)
- Ail en poudre [1 c. à café]
- Jus de pomme ou cidre de pomme [½ tasse]
- Un petit oignon, tranché finement
- Champignons frais tranchés [1 tasse et demi]
- Branches de thym frais
- Tapioca à cuisson rapide [2 c. à soupe]

Instructions :

Retirez la graisse des côtelettes. Placez une poêle à feu moyen et ajoutez l'huile puis chauffez. Ajoutez les côtelettes et faites cuire jusqu'à la coloration. Égouttez la graisse. Ajoutez l'oignon dans une cocotte et ajoutez les côtelettes. Ecrasez le tapioca et ajoutez dans un bol avec la sauce Worcestershire, le thym, la poudre d'ail, le jus de pomme, les champignons et la crème de champignons. Versez le mélange sur les côtelettes. Couvrez la mijoteuse et faites cuire à feu doux pendant 8 à 9 heures. Garnissez de brins de thym au moment de servir.

Calories	Graisses	Glucides	Protéines	Sodium
152	2 g	4 g	26g	286 mg

PORC À LA SAUCE TOMATE ITALIENNE : UN PLAT PARFAIT POUR LA FAMILLE

Donne 4 portions

Ingrédients :

- Tapioca à cuisson rapide écrasé [2 c. à café]
- Sel [¼ de c. à café]
- Sauce Worcestershire [½ c. à café]
- Ail haché (3 gousses)
- Quatre côtelettes de porc (avec os), coupe 2 cm d'épaisseur
- Petit oignon, haché [1 pc]
- Tomates étuvées, et non égouttées [2 boîtes de conserves non salées]
- Piment rouge broyé [1/4 de c. à café]
- Poivre noir moulu [½ c. à café]
- Assaisonnement Italien, broyé [1 c. à café]

Instructions :

Retirez la graisse des côtelettes et enduisez légèrement la poêle avec un aérosol de cuisson. Placez la poêle à feu moyen-élevé. Faites cuire les côtelettes jusqu'à dorer des deux côtés et mettre de côté. Dans une mijoteuse, ajoutez l'ail, l'oignon, le tapioca, le poivre noir, l'assaisonnement italien, le poivron rouge écrasé, la sauce Worcestershire et le sel. Ajoutez les côtelettes et versez les tomates. Couvrez la mijoteuse et faites cuire à feu doux pendant 8 heures. Transférez les côtelettes dans un plat, ajoutez des tomates sur le dessus et servir.

C	G	Gl	P r	S
al	ra	uc	o t	o
or	i s	id	é i	di
i e	se	es	n e	u
s	s		s	m

2 4 5	7g	19g	24g	568mg

FILET DE PORC À LA CANNEBERGE : DOUX ET ACIDULÉ, PARFAIT POUR LE VENTRE

Donne 4 portions

Ingrédients :

- Huile de cuisson [1 cuillère à soupe]
- Miel [1 cuillère à soupe]
- Sel [une pincée]
- Noix de muscade moulue [une pincée]
- Poivre noir moulu [une pincée]
- Concentré de jus d'orange surgelé, décongelé [2 c. à soupe]
- Gingembre moulu [¼ de c. à café]
- Sauce aux canneberges [½ tasse]
- 4 de côtelettes (de 150 g) de porc désossé, coupe de 2 cm d'épaisseur

Instructions :

Enduire une poêle avec un aérosol antiadhésif de cuisson et chauffer à feu moyen-vif. Saupoudrez le sel et le poivre sur les deux côtés des côtelettes et mettez sur la poêle. Réduire le feu à moyen et laisser les côtelettes cuire jusqu'à la cuisson. Assurez-vous de tourner les côtelettes. Retirez les côtelettes de la poêle et couvrez-les de papier d'aluminium. Ajoutez le concentré de jus d'orange, le miel, la noix de muscade, le gingembre et la sauce aux canneberges dans un bol et mélangez le tout. Ajoutez le mélange dans la poêle et laissez cuire pendant environ 2 minutes jusqu'à ce que la sauce épaississe. Versez sur les côtelettes et servir.

Calories	Graisses	Glucides	Protéines	Sodium
277	9g	22g	26g	288mg

Côtelettes de porc : Plat facile et délicieux

Donne 2 portions

Ingrédients :

- Poivre noir moulu [1/4 c. à café]
- Bouillon de poulet à teneur réduite en sodium [1/4 de tasse]
- Origan séché, broyé [1/2 c. à café]
- Jus d'orange [1/4 de tasse]
- Huile de cuisson [2 c. à soupe]
- Oignon haché [1/2 tasse]
- Huit côtelettes de porc (avec os), coupés à 2 cm d'épaisseur
- Poivrons doux moyen, rouge, vert et jaune coupés en bandes [2 pcs]
- Sel à l'ail [1/2 c. à café]
- Céleri coupé en tranches minces [1 tasse]

- Chipotles en sauce adobo [1 cuillère à soupe]

Instructions :

Dans une mijoteuse, ajoutez le céleri, l'oignon et les poivrons. Mettez de côté. Assaisonnez les côtelettes avec du sel et du poivre. Placez dans la poêle et faire cuire à feu moyen jusqu'à dorer les deux côtés. Ajoutez les côtelettes à la mijoteuse. Ajoutez le bouillon, les piments chipotles, le jus d'orange, et l'origan dans un bol. Mélangez et versez sur les côtelettes. Couvrez la cocotte et placez-la à feu doux. Faire cuire pendant 7 heures. Placez les côtelettes et les légumes sur un plat et jetez le liquide avant de servir.

Calories	Graisses	Glucides	Protéines	Sodium
215	7g	4 g	33g	363mg

7 Recettes de bœuf idéales pour le déjeuner et le dîner

Bœuf et brocoli : Un Classique

Donne 2 portions

Ingrédients :

- Sauce hoisin [3 c. à soupe]
- Fécule de maïs [3 c. à café (divisé 2 + 1)]
- Sauce soja à teneur réduite en sodium [1 cuillère à soupe]
- Ail haché [3 gousses]
- Bœuf désossé haut de faux-filet, coupé de biais en tranches extra minces [340 g]
- Bouillon de bœuf à teneur réduite en sodium [3/4 de tasse]
- Huile de sésames grillée [2 c. à café]
- Huile de canola [1 cuillère à soupe]

- Piment rouge broyé [1/4 de c. à café]
- Eau [2 c. à soupe]
- Tomates cerise et coupées en deux puis en quartiers [1 tasse]
- Nouilles chinoises aux œufs ou vermicelles de blé entier [115 g]
- Brocoli frais [1 lb/450 g]

Instructions :

Ajoutez 2 cuillères de fécule de maïs, l'ail, le poivron rouge et la sauce de soja dans un bol et mélangez. Ajoutez le bœuf et nappez-le avec le mélange. Mettez de côté et laisser mariner pendant 20 minutes. Faire cuire les nouilles selon les instructions du paquet sans ajouter de sel. Mettez de côté lorsque vous avez terminé. Coupez le brocoli en morceaux de 5 cm, pelés et mis à part. Préparez la sauce en ajoutant l'eau, la sauce hoisin, l'huile de sésame et une cuillère de fécule de maïs. Mettre de côté. Chauffez l'huile à feu moyen-élevé dans une poêle. Ajoutez le mélange de bœuf et faire sauter pendant 2 minutes jusqu'à ce que le centre devienne moins rose. Retirez du feu et mettre de côté.

Ajouter le bouillon de bœuf à la poêle, puis le brocoli. Laisser bouillir et réduire à feu moyen. Couvrez la poêle et laissez cuire jusqu'à ce que le brocoli soit tendre.

Ajoutez la sauce au brocoli, faites cuire en remuant jusqu'à épaississement. Ajoutez le bœuf et les tomates. Servir.

Calories	Graisses	Glucides	Protéines	Sodium
379	14g	39g	26g	532mg

Burgers de feta grecque : Qui a dit que vous ne pouviez pas vous laissez tenter par un hamburger ?

Portions : 1

Ingrédients :

- Poivre noir moulu [1/4 c. à café]
- Persil frais à feuille plates coupé [1 c. à café et demi]
- Feuilles d'épinards fraiches [1/2 tasse]
- Fromage feta en morceaux à teneur réduite en graisses [1 cuillère à soupe]
- Ail haché [1 gousse]
- Un petit pain à hamburger de blé, fendu et grillé
- Sauce au concombre
- Bœuf haché maigre 90% ou plus [230 g]
- Tranches de tomate [2 pcs]
- Oignon rouge en fines lamelles

- Poivre noir moulu [une pincée]

Instructions :

Préparez la sauce au concombre et mettez de côté. Mélangez le fromage, l'ail, le persil, le bœuf haché et le poivre dans un bol. Mélangez et façonnez en galettes épaisses de 5 cm. Faire cuire les galettes dans une poêle à feu moyen-vif pendant environ 10 minutes et tournez pour cuire l'autre côté uniformément.

Tapissez les moitiés de pain d'épinards et garnissez de tranches de tomate, galettes et sauce. Ajouter de l'oignon rouge et servir.

Calories	Graisses	Glucides	Protéines	Sodium
292	14g	14g	27g	356mg

Salade de bifteck grillé : Une recette qui vous rendra heureux

Portions : 1

Ingrédients :

- Tomates cerise coupées en deux [4 pc]
- Petits poivrons jaunes et rouges, émincés, et coupés en deux [2 pcs]
- Petit avocat, épépiné, épluché et coupé en morceaux minces [1/4]
- Oignons verts ciselés [2 pcs]
- Vinaigrette à la coriandre
- Laitue romaine en morceaux [2 tasses]
- Brins de coriandre fraîche
- Grains de Maïs frais [1 pc]
- Bavette de bœuf [230 g]

Instructions :

Divisez la vinaigrette en 2 portions, puis retirez la graisse du steak. Marquez les deux côtés du steak en coupant les diagonales à des distances de deux centimètres peu profonds pour faire comme des motifs de diamants. Placez le bifteck dans un sac en plastique refermable et versez l'autre moitié de la vinaigrette dans la coriandre. Scellez le sac et mettez de côté le reste de la vinaigrette. Retournez le sac pour enrober le steak et laissez mariner 30 minutes au réfrigérateur. Enduire le maïs, le poivron et les oignons verts avec un spray de cuisson. Faites griller le steak et le maïs jusqu'à ce que le steak soit cuit comme désiré et le maïs soit tendre. Tournez le steak une fois pour cuire uniformément les deux côtés. Réduisez le feu à moyen et ajoutez la viande, suivi par les légumes après quelques minutes, sur le Grill. Couvrir et faire griller. Coupez la viande en petits morceaux ainsi que les poivrons et les oignons. Servir la viande, les légumes et les tomates sur la laitue. Arrosez avec le reste de la vinaigrette et garnissez de brins de coriandre.

Calories	Graisses	Glucides	Protéines	Sodium
357	15g	31g	29g	376mg

SUPER NACHOS : LE PLAT PARFAIT À PARTAGER

Portions : 1

Ingrédients :

- Assaisonnement pour tacos fait maison
- Curcuma en poudre [1/4 c. à café]
- Fromage cheddar en morceaux à teneur réduite en matière grasse [1/2 tasse]
- Paprika [1/4 c. à café]
- Farine tout usage [1 c. à soupe]
- bœuf haché extra-maigre [230 g]
- Fromage mozzarella râpée partiellement écrémé [1/2 tasse]
- Huit tortillas de maïs de 15 centimètres
- Fromage à la crème sans gras, ramolli [30 g]
- Lait sans matières grasses [3/4 de tasse]
- Beurre non salé [2 c. à café]
- Eau [1/4 de tasse]

- Oignons verts [1/4 tasse]
- Tomate hachée [1 tasse]
- Piment jalapeño frais et coupé en fines tranches [1 pc]
- Coriandre fraîche ciselée [2 c. à soupe]
- Poivron vert ou rouge haché [1/2 tasse]
- Sauce Salsa douce à trempette (Tostitos, Old el Paso, …) [1/2 tasse]

Instructions :

Faites chauffer le four à 375F/190C et recouvrez une plaque de cuisson de papier parchemin. Coupez une ou deux tortillas en huit pointes et placez le tout en une seule couche sur la plaque de cuisson. Enduire les coins avec un spray de cuisson et faites cuire au four jusqu'à ce que les coins deviennent brun doré et croustillant. Mettez de côté. Pour faire la sauce au fromage, faire fondre le beurre dans une casserole à feu moyen. Ajoutez la farine et bien mélanger. Ajoutez le lait et fouettez jusqu'à l'obtention d'une consistance onctueuse. Faire cuire en remuant jusqu'à ce qu'elle s'épaississe et commence à bouillir. Baisser le feu et cuire à feu moyen pendant 2 minutes en ajoutant le fromage à la crème, le paprika, le fromage cheddar, la mozzarella et le curcuma. Une fois le fromage fondu, réduire à feu doux et garder à feu doux. N'oubliez pas de remuer. Enduire la poêle avec un aérosol de cuisson et faire chauffer à feu moyen. Ajoutez la viande et laisser cuire jusqu'à coloration. Égouttez la graisse et ajoutez l'assaisonnement à tacos. Cuire pendant 5 minutes et remuez jusqu'à ce que l'eau soit évaporée. Disposez les morceaux de tortilla sur une grande assiette, garnissez avec de la viande, sauce au fromage et les légumes. Servir.

Calories	Graisses	Glucides	Protéines	Sodium
291	11g	23g	24g	356mg

Boulettes de viande et Lasagne : Faites-vous plaisir

Portions : 1

Ingrédients :

- Bœuf haché maigre [1 lb/450 g]
- Poivrons verts de taille moyenne émincés [2 pcs]
- Basilic frais haché ou de petites feuilles de basilic ou origan frais
- Lasagnes sèches de blé entier ou régulières
- Persil à feuille plate frais ciselé [2 c. à soupe]
- Sel [¼ de c. à café]
- Lasagne
- Panure au blé entier [¾ de tasse]
- Fromage léger ricotta [¾ de tasse]
- Sauce tomate [3 c. à soupe]

- Fromage mozzarella allégé, en morceaux [1 tasse et demi]
- Poivre noir moulu [une pincée]
- Poivrons rouges émincés grillés et égouttés [½ Tasse]
- Basilic frais ciselé [¼ de tasse]
- Œuf légèrement battu [1 pc]
- Sauce tomate basilic légère ou allégée [1 tasse et demi]
- Fromage de chèvre à pâte molle ou parmesan râpé finement [¼ de tasse]

Instructions :

Préchauffer le four à 350°F/175°C avec du papier d'aluminium sur une plaque. Ajoutez la chapelure, les poivrons rouges, œufs, basilic, persil, sauce tomate, le sel et le poivre dans un bol. Ajoutez le bœuf haché et mélanger. Façonnez-en 24 petites boulettes de viande et les placer sur la plaque. Faites cuire au four pendant 20 minutes. Préparez les lasagnes en augmentant la température du four à 425°F/220°C. Alignez les quarts de poivrons avec les côtés coupés vers le bas sur la plaque du four recouverte d'aluminium. Faire cuire au four 20 minutes. Enveloppez le tout dans du papier d'aluminium et laisser le refroidir pendant 20 minutes. Pelez les peaux des poivrons et mettez de côté. Réduire ensuite la température du four à 375°F/190°C. Faites cuire les lasagnes selon les instructions d'emballage. Rincez à l'eau froide puis mettez de côté à nouveau. Ajoutez la mozzarella, le fromage de chèvre et le fromage ricotta dans un bol et mélangez. Étendre une demi-tasse de sauce pour pâtes sur le plat de cuisson. Posez en couches les nouilles cuites sur la plaque. Ajoutez les boulettes de viande sur le dessus et deux autres couches de nouilles cuites. Complétez avec le mélange de ricotta. Ajoutez les poivrons et les nouilles cuites restantes. Étendre la sauce restante dessus. Cuire au four pendant 50 minutes., Sans couvercle. Retirez le couvercle et saupoudrez avec le reste de la mozzarella. Cuire au four à nouveau en surveillant pendant dix minutes. Laisser refroidir et servir.

Calories	Graisses	Glucides	Protéines	Sodium
263	8g	22g	23g	468MG

Brochettes de bœuf : grillé, savoureux et délicieux

Portions : 4 à 5

Ingrédients :

Pour le bœuf

- Ail, haché [2 gousses]
- Jus de citron [1 cuillère à soupe]
- Zeste de citron râpé [1 c. à café]
- Huile d'olive [1 cuillère à soupe]
- Poivre noir moulu [1/4 de c. à café]
- Origan frais coupé [1 cuillère à soupe]
- Cumin moulu [1/2 c. à café]
- Sel [1/2 c. à café]
- Faux-filet de bœuf désossé ou bifteck de longe [1 lb/450 g]

Pour la sauce

- Feuilles d'origan fraiches [2 c. à soupe]
- Échalotes, petites et décortiquées [2 pcs]
- Jus de citron [1 cuillère à soupe]
- Paniers Italien de feuilles de persil frais [1 tasse et 1/3]
- Huile d'olive [2 cuillères à soupe]
- Sel [1/4 de c. à café]
- Poivre concassé rouge [1/8 de c. à café]
- Vinaigre de cidre [2 cuillères à soupe]
- Ail pelé [3 gousses]

Légumes

- Petits oignons pelés et poêlés [8 oz/230 g]
- Poivron vert de taille moyenne, coupé en carrés de 5 centimètres [1 pc]
- Champignons de Paris entier [8 oz/230 g]

Instructions :

Retirez la graisse de la viande et coupez-la en morceaux de deux centimètres. Placez la viande dans un sac et mettre de côté. Ajoutez le zeste de citron, l'huile d'olive, le jus de citron, le cumin, l'origan, l'ail, le sel et le poivre dans un bol et mélangez le tout. Versez sur la viande et scellez le sac. Laissez mariner pendant 24 heures et tournez le sac de temps en temps. Pour la sauce, mettre l'huile, l'origan, le persil, les échalotes, le vinaigre, l'ail, le sel, le poivre rouge, et le jus de citron dans un mixeur et bien mélanger. Couvrir et réfrigérer. Faites cuire les oignons dans une casserole avec de l'eau bouillante pendant trois minutes sans couvercle. Retirez et égoutter la viande de la marinade. Embrochez les légumes et la viande en alternance sur une brochette et badigeonner avec la marinade. Placez les brochettes sur le grill, couvrir et laisser cuire jusqu'à 12 minutes et en veillant à les tourner pendant la cuisson. Servir avec la sauce.

Calories	Graisses	Glucides	Protéines	Sodium
281	16g	14g	23g	506mg

Ragoût de bœuf aux légumes : Un classique de la cuisine française

Portions : 3 à 4

Ingrédients :

- 400 g. de bouillon de bœuf, pauvre en sodium [2 pcs]
- Tomates cerises coupées en deux [2 tasses]
- Ail haché [4 gousses]
- Champignons frais (criminis ou de Paris) [3 tasses]
- Rôti désossé de paleron de bœuf [1 ½ lb/680 g]
- Vin de Porto [1/2 tasse]
- Oignon haché [1 tasse]
- Sel [1/2 c. à café]
- Nouilles cuites et chaudes [4 tasses]
- Poivre noir moulu [1/2 c. à café]
- Tapioca à cuisson rapide écrasé [1/4 de tasse]

- Pois gourmand (ou mange-tout) [4 tasses]

Instructions :

Retirez la graisse de la viande et coupez-la en petits cubes. Huiler légèrement la poêle avec un spray de cuisson et faire chauffer à feu moyen-vif. Ajoutez la viande et faites cuire jusqu'à ce que la viande brunisse. Égouttez le gras et mettre de côté. Ajoutez l'oignon, le sel, le poivre, l'ail et les champignons dans la mijoteuse. Saupoudrez de tapioca et ajoutez la viande. Ajoutez le bouillon ou le vin. Couvrir et cuire à feu doux pendant 8 à 10 heures. Ajoutez les pois mange-tout. Couvrir et laisser cuire pendant 5 minutes et ajoutez les tomates cerises. Servir sur des nouilles chaudes.

Calories	Graisses	Glucides	Protéines	Sodium
208	4 g	19g	24g	401mg

Conclusion

Le diabète de type 2, est une maladie connue comme ayant tué des millions de personnes, elle n'est pas aussi invincible de primes abords. Je comprends que c'est plus que votre santé physique qui en prend un coup dès que vous obtenez ce diagnostic. Certaines personnes peuvent également souffrir émotionnellement et psychologiquement. Cependant, en dépit de tous les médicaments prêts pour vous, toutes les recettes écrites dans un livre, tous les médecins et les proches prêts à vous aider dans cette dure épreuve, rien n'est possible tant que vous soyez convaincus que c'est un combat et que vous devez faire face vous-même.

Tout commence avec vous, votre volonté et votre engagement, même après tout ce qui est dit et fait. Inverser le diabète s'acquiert avec de la patience et de la discipline. Préparez-vous mentalement et vous serez paré à ce long parcours. Cela vaut la peine de se battre, je vous assure.

Après ce livre, si vous ressentez l'envie d'en savoir plus sur votre condition, n'hésitez pas à vous observer, à demander à des professionnels en cas de besoin, à lire des livres, et à ne pas oublier d'inscrire vos progrès et vos résultats.

Quant à votre alimentation, ne laissez pas la nourriture que vous prenez vous empêcher d'avoir du plaisir avec. Simplement parce que, le diabète ne signifie pas pour autant que vous êtes dans une vie sans douceur. Explorez les possibilités, et cela vous aidera sûrement à y faire face et éventuellement à inverser votre diabète avec succès.

Nous vous remercions d'avoir acheté ce livre !

UN DERNIER MOT

Merci encore d'avoir acheté ce livre !

J'espère vraiment que ce livre est en mesure de vous aider.

La prochaine étape est de vous joindre à notre bulletin électronique pour recevoir des mises à jour sur les nouvelles versions de livres ou les promotions à venir. Vous pouvez vous y inscrire gratuitement et en prime, vous recevrez également notre livre « Erreurs de remise en forme, vous en faites sans le savoir » ! Ce livre bonus analyse les erreurs de conditionnement physique les plus courantes et démystifie la complexité et la science de remise en forme. Avoir toutes ces connaissances de remise en forme et de sa science classée dans un livre étape par étape avec des actions pour vous aider à démarrer dans la bonne direction votre parcours de remise en forme ! Pour vous joindre à notre bulletin électronique gratuit et prendre votre livre gratuit, s'il vous plaît visitez le lien suivant et inscrivez-vous :

www.hmwpublishing.com/gift

Aussi, si vous avez aimé ce livre, je voudrais vous demander une faveur, seriez-vous assez aimable pour me laisser un commentaire sur ce livre ? Ce serait vivement apprécié !

Merci et bonne chance dans votre parcours !

À PROPOS DU CO-AUTEUR

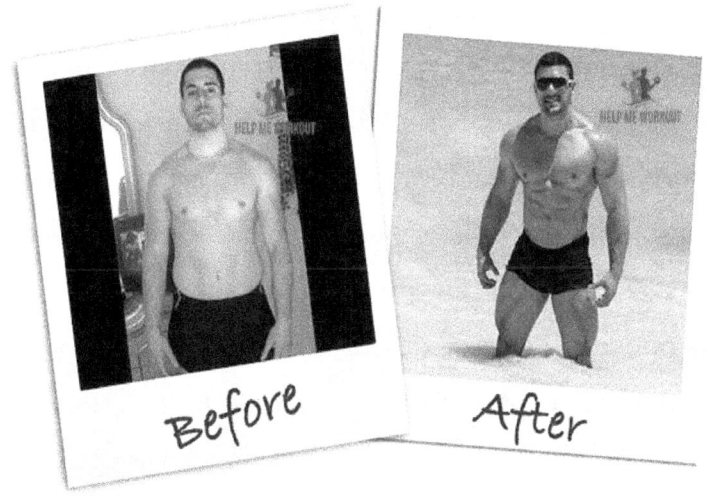

Mon nom est George Kaplo, je suis un coach (entraîneur personnel) certifié de Montréal, Canada. Je vais commencer par dire que je ne suis pas le plus grand gars que vous n'aurez jamais rencontré et cela n'a jamais vraiment été mon objectif. En fait, je commencé à travailler pour surmonter ma plus grande insécurité quand j'étais plus jeune, qui était ma confiance en soi. Cela était dû à ma taille, mesurant seulement 5 pieds 5 pouces (168cm), cela m'a poussé vers le bas pour tenter quoi que ce soit que je voulais réaliser dans la vie. Vous pouvez passer au travers des difficultés en ce moment, ou vous pouvez tout simplement vous mettre en forme, et je peux certainement le raconter.

Personnellement, je me suis toujours un peu intéressé au monde de la santé et de la remise en forme et je voulais gagner un peu de muscle en raison des nombreuses brimades de mon adolescence sur ma taille et mon corps en surpoids. Je me suis dit que je ne pouvais rien faire de ma taille, mais que je pouvais faire quelque chose sur ce à quoi mon corps ressemblait. Ce fut le début de mon parcours de transformation. Je ne savais pas où commencer, mais je me suis lancé. Je me sentais inquiet, parfois j'avais peur que d'autres personnes se moque de moi si je faisais les exercices dans le mauvais sens. J'ai toujours souhaité avoir un ami à côté de moi qui serait assez bien informé pour m'aider à démarrer et pour me « montrer les cordes. »

Après beaucoup de travail, d'études et d'innombrables essais et erreurs. Certaines personnes ont commencé à remarquer que je devenais de plus en plus en forme alors que je commençais à former un intérêt vif pour le sujet. Cela a conduit beaucoup d'amis et de nouveaux visages à venir me voir et à me demander des conseils de remise en forme. Au début, il semblait étrange quand les gens me demandaient de les aider à se mettre en forme. Mais ce qui m'a gardé est quand ils ont commencé à voir des changements dans leur propre corps et qu'ils m'ont dit que c'est la première fois qu'ils voient des résultats concrets ! À partir de là, plus de gens ont continué à venir à moi, et cela m'a fait prendre conscience après avoir lu tant et étudier dans ce domaine que cela m'a aidé, mais aussi que cela m'a permis d'aider les autres. Je suis maintenant un entraîneur personnel entièrement certifié et j'ai formé de nombreux clients à ce jour qui ont obtenu des résultats étonnants.

Aujourd'hui, mon frère Alex Kaplo (également un entraîneur personnel certifié) et moi, possédons et exploitons cette entreprise d'édition, où nous amenons les auteurs passionnés et les experts à écrire sur des sujets de santé et de remise en forme. Nous organisons également un site de remise en forme en ligne « HelpMeWorkout.com » et j'aimerais vous y connecter en vous invitant à visiter notre site Web à la page suivante et en vous inscrivant à notre newsletter via votre email (vous allez même obtenir un livre gratuit).

Mais l'on n'a rien sans rien, si vous êtes dans la position où j'étais au début et que vous voulez quelques conseils, n'hésitez pas à demander ... Je serai là pour vous aider !

Votre ami et entraîneur,

George Kaplo
Entraîneur personnel certifié

Obtenez un autre livre gratuitement

Je tiens à vous remercier d'avoir acheté ce livre, c'est pourquoi, je vous offre un autre livre (tout aussi long et utile que ce livre), « Erreurs de santé et de remise en forme : Vous en faites sans le savoir », totalement gratuitement.

Visitez le lien ci-dessous pour vous inscrire et le recevoir :

www.hmwpublishing.com/gift

Dans ce livre, je mets en évidence les erreurs de santé et de remise en forme les plus courantes, que probablement vous commettez en ce moment même, et je vais vous révéler comment vous pouvez facilement obtenir une meilleure forme dans votre vie !

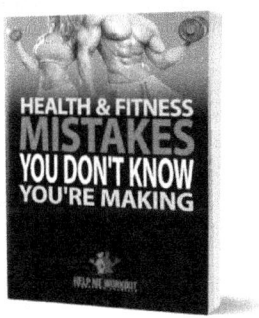

En plus de ce cadeau utile, vous aurez aussi l'occasion d'obtenir nos nouveaux livres gratuitement, de concourir pour des cadeaux, et de recevoir d'autres e-mails utiles de ma part. Encore une fois, visitez le lien pour vous inscrire : www.hmwpublishing.com/gift

Droit d'auteur 2017 par HPM Publishing - Tous droits réservés.

Ce document par HPM Publishing appartenant à la société A & G Direct Inc, vise à fournir de l'information exacte et fiable en ce qui concerne le sujet et émettre couvert. La publication est vendue avec l'idée que l'éditeur n'est pas tenu de rendre la comptabilité, officiellement autorisé, Ce document de HPM Publishing appartenant à la société A & G Direct Inc, vise à fournir de l'information exacte et fiable en ce qui concerne le sujet et les problèmes couvert. La publication est vendue avec l'idée que l'éditeur n'est pas tenu responsable, officiellement autorisé, ou non, des services qualifiés. Si des conseils sont nécessaires, juridiques ou professionnels, une personne pratiquant la profession doit être recommandé.

A partir d'une déclaration de principes qui a été acceptée et approuvée également par un comité de l'Association du Barreau américain et un Comité des éditeurs et des associations.

En aucun cas, il est légal de reproduire, dupliquer ou transmettre une partie de ce document que ce soit par des moyens électroniques ou que ce soit en format imprimé. L'enregistrement de cette publication est strictement interdit, et tout stockage de ce document n'est pas autorisé, sauf avec la permission écrite de l'éditeur. Tous droits réservés.

L'information fournie est indiquée pour être honnête et cohérente, toute responsabilité, en termes de manque d'attention ou autrement, par toute utilisation ou abus de toute conditions, des processus ou des directions contenues sont de la responsabilité solitaire et totale du lecteur destinataire. En aucun cas, la responsabilité légale ne peut être invoqué de même que la faute de l'éditeur pour une réparation, des dommages ou des pertes financières en raison des informations présentes que ce soit directement ou indirectement.

Les informations sont présentées ici à titre d'information uniquement, et c'est universel comme cela. La présentation de l'information est sans contrat ou tout autre type d'assurance de garantie.

Les marques de commerce utilisées sont sans consentement, et la publication de la marque est sans autorisation ou soutien du propriétaire de la marque. Toutes les marques et marques déposés décrites dans ce livre ont un but de clarification et restent la propriété des propriétaires eux-mêmes, elles ne sont pas affiliées à ce document.

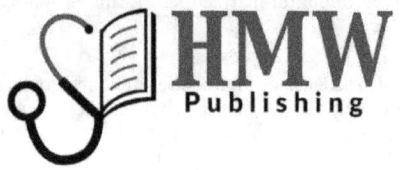

Pour d'autres excellents livres visitez :

HMWPublishing.com

www.ingramcontent.com/pod-product-compliance
Lightning Source LLC
LaVergne TN
LVHW021715060526
838200LV00050B/2682